金を使うなら
カラダに使え。

老化のリスクを
圧倒的に下げる
知識・習慣・考え方

堀江貴文

監修／予防医療普及協会

GENTOSHA
幻冬舎

最新の情報を知っていれば
死なずに済むことが
いっぱいある。
知らずに損するのが
一番バカみたいな話だ。

はじめに

本書ではタイトルの通り「お金の使い方」について提案したいと思っている。**老化を防ぐことで病気を予防しよう、そこに投資をしようという内容だ。**

僕は、２０１６年に医師、研究者、クリエイターなどの同志とともに**「一般社団法人　予防医療普及協会」という組織を作り、予防医療や健康に関する発信を積極的に行ってきた。**しかし、〝実業家としての堀江貴文〟ほど、世間に広くは認知されていないようなので、改めて、ここに記したい。

予防医療普及協会を立ち上げたきっかけは、医療関係者たちへの取材を行うなかで、**「医師にはよく知られている」ことが、非常に重要なことにもかかわらず「一般には全く知られていない」例がある**ことを知ったからだ。ならば、僕たちが伝えなくてはならないと思った。それからずっと、予防医療普及協会の活動として、**最先端の医療や研究に関わる１００名以上の医師や専門家と話をさせてもらい**、そこで得た情報を動画で配信したり、啓蒙のためのイベントを行ったり、書籍を発行したりしている。

その活動を通して感じているのは、医療や生化学分野の進歩のすさまじさ。２００３年にヒトゲノムが全解析され、２００６年にはｉＰＳ細胞が発見された。世界中の研究者がネット上で情報を共有し、知見を持ち寄る研究がしやすくなったことで、何年もかかると思われていたことも驚くようなスピードで解析され、新たな治療法や薬剤の開発などに応用されている。今や、老化の仕組みまでもが遺伝子レベルでわかりつつあるのだ。欧米の医学会では「老化は病」とも言われ始めている。老化は身体のあらゆる組織の機能を低下させ、それが病気を引き起こすからだ。

僕も有識者に話を聞くなかで**「老化は病気。病気ならば克服は可能だ」**と結論づけた。

本書は月刊誌「ＧＯＥＴＨＥ（ゲーテ）」（幻冬舎刊）で２０２１年から続けている同タイトルの連載を再構成し、情報を更新・加筆してまとめたものだ。「カラダこそが究極の資産であり、投資先」をテーマに、医療の最前線にいる医師らへの取材を重ねてきたなかから、今、特に伝えたいことを3章に分けて紹介している。

第1章の「老いゆくカラダを阻止する」では、**健康診断といった基本から細胞の老化に対するアプローチまで、全身にまつわるコンテンツ**をまとめた。**第2章の「『老いの不便』は解決できる」**は、老眼・聞こえにくい・精力の衰えといった、**身近な老化への対処法**を取り上げている。**第3章の「無駄死にしない知識を持て」**では、**〝高齢者のもの〟と思われがちな病気や症状、大腸がんや腎臓病といった国民的な病に関して、今から知っておくべきこと**を書いた。

初めから順序だてて読まなくてもいい。気になるところからページを開いて、気軽に読んでもらえるように構成した。しかし内容は、まだ**世の中に広まっていない**

最先端の研究や、医師や研究者の本音、危機感など、僕が知ってほしいと思う情報を盛り込んでいる。

僕自身、連載を続けるなかで、新たな体験をしたり、効果が得られる理由を知ったことが多くある。身近な例だと、老眼は治療で治せることとか、「運動は健康にいい」という曖昧な実感のメカニズムも解明され始めていることなどだ。それらは、本書でも紹介している。ここに登場する最新研究のほとんどは継続されているから、今後も実験・治験のデータが積み上げられていくし、なかには10年、20年の長いスパンで見ないと結果がわからないものもある。

でも、情報を知るなら、早い方がいい。

最新の情報を知っていれば、機能の衰えや病気の発症を防ぎ、死なずに済むこともたくさんある。知らないでいること、**無知であることは、自分を健康から遠ざけるからだ。**

研究者から情報を得て、僕が実際に試したもののなかには、正直、本当に効くかどうか判断できないものもある。それでも試す理由は、たとえば**10年後に結果が「良い」とわかった場合、試していなければ、その10年を僕は後悔する**から。**時間は決して取り戻せない。**理論に納得し、気持ちとお金に余裕があるなら、自分への投資としてやっておくべきだと思っている。

現実問題として、日本の高齢化の加速もある。**2030年には、国民の約3人に1人が65歳以上の高齢者となる見込み**だ。当然、労働人口も減る。このまま医療費や介護費の増加が止まらず、**国民に保険料や医療費の負担がのしかかれば、経済的損失は増大し、国民健康保険が破綻する可能性**もある。そんな事態を変えるのは、**一人ひとりが「健康で長生き」すること**なのだ。

僕の究極の目的も「健康で長生き」。アンチエイジングにこだわるのは、**何歳までも、今のパフォーマンスを維持したいから**だ。僕はそれを**自分の身体で実験し続**

けているし、本書で取り上げているようなことを一つひとつ潰していけば、叶うはずだと思っている。皆さんは、僕の考えを「無理なこと」だと感じるだろうか？本書を読み終わった後に「いや、可能かも」と思えたなら、**何か1つでもいいから始めてみてほしい。**

より多くの人が、自分の**身体にもっとお金と意識をつぎ込もう**と感じてくれることを願っている。

老化の仕組みは
遺伝子レベルで解析されつつある。
何をすれば有益かもわかっている。
あとは知識を得て、行動するだけだ。

はじめに ― 4

第1章 老いゆくカラダを阻止する ― 15

健診
健康診断に時間と金を投資せよ。 ― 16
■1回の健診結果に一喜一憂するな ― 18
■専門性の高い検査は投資価値あり ― 19

運動
骨格筋が出すマイオカインが健康の鍵を握る。 ― 22
■がんも鬱も「運動」が予防策になる ― 24
■日本人の健康寿命は70代という現実 ― 27
■〝運動が身体にいい〟を裏づける「マイオカイン」― 29
■「筋疲労は乳酸が原因」は誤解だった！ ― 32
■「最強の薬」の実現へ ― 34

column
ホリエモンの運動論 〝楽しい運動〟を探そう。 ― 36

細胞
ミトコンドリアの治療薬が健康長寿も叶える。 ― 38
■身体のエネルギー工場・ミトコンドリア ― 41
■植物ホルモンで人体のエネルギーを増やす薬「MA-5」 ― 44
■ミトコンドリアの機能をコントロールする未来 ― 47
■予防医療を広げるためには「指標」が必要 ― 49

身体
エクソソームが血管から老化を防ぐ。 ― 52

■幹細胞が放出するエクソソームの発見——55
■エクソソーム点滴で血管から老化にアプローチ——58
■情報の上書きは重要——60
■老化防止の治療は将来の病気予防にもつながる——63

column
僕は「予防医療」を日本に広めたい。——66

第2章
「老いの不便」は解決できる
69

眼
裸眼で見えると世界が変わる。——70
■毛様体と水晶体の老化は宿命——73
■最新技術で老眼鏡なき人生を手に入れる——75
■「手術が失敗して失明」は迷信——80
■認知機能を保つには「視覚」が大事——82

睡眠
いびきは動脈硬化・糖尿病・肥満にもつながるサイン。——84
■いびきが出る3大要因は骨格・肥満・加齢——87
■いびきをしなくなったら危険信号——88
■動脈硬化や糖尿病も引き起こす睡眠時無呼吸症候群——89
■睡眠の質を上げるCPAP療法——91
■実際にCPAPを試してみた——92
■合併症も診てくれる内科を受診しよう——94

耳
微笑みの障害・難聴は認知症や鬱を進行させる。——96

■難聴の種類と原因 —— 99
■耳の老化は30代から始まっている —— 100
■日本では補聴器の使用率、満足度が低い —— 102
■最先端の補聴器はマルチチャンネル対応 —— 104
■60歳を超えたら自発的に聴力検査を受けよう —— 106

口腔

自分で歯を磨けていると思う方が間違っている。 —— 108
■歯を失う原因は〝放置〟にある —— 111
■ほとんどの人は歯が磨けていない —— 113
■まず取り入れるべきは「歯間ブラシ」 —— 115
■歯周病菌の毒性は全身に影響する —— 117
■歯石クリーニングの習慣が広がらない理由 —— 118

歯

噛む力をコントロールし100歳まで歯を保て。 —— 120
■延び続ける寿命に歯は対応していない —— 123
■犬歯の役割は〝ストッパー〟 —— 124
■噛み締める力を減らすためのボトックス —— 128

精力

働き、闘い続けるにはテストステロンが必要だ。 —— 132
■テストステロン低下は働く意欲を下げる —— 134
■男性更年期は「ＬＯＨ症候群」 —— 137
■日本ではなじみの薄いテストステロン補充 —— 138
■テストステロン値は唾液でも測れる —— 140
■ゲルを塗るだけで働く気力が上がる!? —— 142
■なぜ閉経後の女性は元気なのか? —— 144

column
メンテナンス感覚で肌の老化をやっつける。 —— 146

第3章 無駄死にしない知識を持て —— 149

脳

人間の最後の病・認知症に立ち向かえ。 —— 150

■認知症の原因？アミロイドベータ仮説とは —— 152

■新しい治療法の可能性と脳脊髄液 —— 156

■日常をアクティブに過ごすことが最大の予防策 —— 158

■感覚器の機能低下を見過ごすな —— 159

腎臓

過剰なリンから腎臓を守れ。 —— 162

■過剰なリンと弱った腎臓が老化を加速させる —— 164

■40代から機能低下する腎臓 —— 167

■健康バロメーターの新基準「FGF23」 —— 169

■細胞毒・リンにやられないためにできること —— 170

大腸

助かる大腸がんで年間5万人が死んでいる。 —— 174

■大腸がんは〝予防と検診〟がものを言う —— 177

■自覚症状がないと検診を受けない日本人 —— 180

■「50代で1度は内視鏡検査」が大腸がんの芽をつむ —— 182

■大腸がん検診の受診率が4倍に伸びた韓国 —— 183

■大腸がんで死ぬのはもったいない！―185

肺

肺炎のワクチン接種率が低い日本。―188
■多くの人が抱く肺炎のイメージは軽い―190
■一生、肺の機能が回復しない!?―192
■肺炎の原因は子供から感染する肺炎球菌―195
■欧米では7割の人が肺炎球菌ワクチンを打っている―197
■なぜ、3000円程度のワクチン接種が広がらない？―200

喉

在宅ワークも影響!? 意外と知らない嚥下障害。―202
■嚥下障害は親子二代にわたる老化―205
■早期は開口トレーニングで機能の回復を図る―206
■嚥下と筋力の関係―208
■男性は嚥下機能低下に要注意―209
■嚥下障害は社会との関わりに影響する―211
■要注意！　難病の〝サイン〟の場合も―212

column
近未来の医療を変える「人工冬眠」の話。―216

おわりに―220

第1章

老いゆくカラダを阻止する

健診

こんな考えを持っていないか？

- ✔健康診断や検査を先延ばしにしがち
- ✔健康診断の直前に禁酒やダイエットをして凌《しの》ぐ
- ✔過去の健診結果を把握していない

身体の経年変化を
確認することが
健康診断を受ける意味。

健康診断に時間と金を投資せよ。

まず、すべての大本《おおもと》となる健康診断について話したい。日本の場合、乳児から大学まで毎年、法律に基づいて健康診断が実施される。就職すると労働安全衛生法により、事業者は健康診断を実施する、労働者は受診する義務がある。

1回の健診結果に一喜一憂するな

僕は24歳からずっと、定期的に人間ドックを受けている。当時の会社経営のパートナーから「責任ある立場なのだから、身体の健康チェックはしておく方がいい」と言われて納得して。それ以来、体調維持を心がけていて、人間ドックのほかに、クリニックでの専門性の高い血液検査を受けることも多い。

健康診断の結果を良くするために、直前だけ禁酒やダイエットをしたりして、結果の数値に一喜一憂する人がいるが、それはまったく意味がないことだ。僕は**数値を通して身体全体の変化を見ている。**たとえば何かの数値が少し高かった場合、経年での変化が上向きなのか下降しているのかを見る。それによって自分が注意すべき項目もわかる。1回の検査結果がすべてではない。

僕は、高めになりがちなのは脂肪系の数値だと把握している。基準値より高い数値の項目があった場合は、それに適した薬とかサプリメントなどで**すぐに調整をして基準内に収まるようにする。**これは予防医療の考え方だ。

専門性の高い検査は投資価値あり

一般的な健康診断の項目に含まれない**専門性の高い検査も、自分の身体という資**

産を管理するためには大いに役立つ。「健康のためにこれから何をすべきか、摂るべきか」がわかるからだ。僕も受けたことがあるものを、いくつか挙げてみよう。

男性ホルモンであるテストステロン値の血液検査をした時は、まあまあ数値が高かったので、テストステロンの補充はする必要がないと診断された。同時に男性のアクティビティに関係する亜鉛・ビタミンDも計測したが問題なし。大腸がんに関しては、一般の健康診断で行われるのは便潜血検査だが、僕は自費で大腸内視鏡検査をする。腸の状態が精密にわかるし、ポリープがあればその場で切除し、がん化も防げるからだ。ほかに、食品や化学物質50種以上のアレルギーチェック、遺伝子の酸化度合いなど、気になることを調べられる検査は数多くある。

健康診断や精密検査を受けない、先延ばしにする人は一定数いるが、軽度の段階で治療できるチャンスを逃し、みすみす進行させてしまうことになる。病魔が静かに進行する病気、たとえば糖尿病は血管がダメージを受けるから、気づいたら目が見えなくなっていたり足指が壊死《えし》して切断が必要になっていたり、手遅れとなる状況を招いてしまう。**自覚症状がないことは〝悪いところがない〟ことではない。**

検査を受けない背景を考えると、予防に対するインセンティブがないことも一因だろう。海外の例では、健康診断を受けていないと保険適用にならないとか、保険料率を上げるなどのペナルティ設定がある。逆に、健康診断を受けた人は、精密検査が必要になった時には費用が無料になるケースもある。**日本でも個人へのインセンティブを与える動き**が出てきているとも聞く。

病気と診断される前に健康診断や検査をする。これは絶対に欠かせない健康投資だ。

堀江の見解

病気になる前の健診・検査の重要性を改めて考えよう。

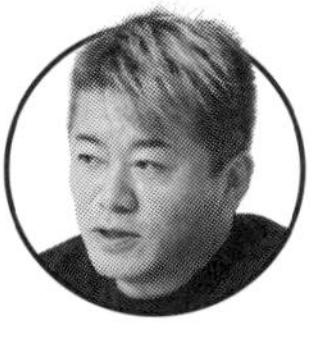

運動

こんな考えを持っていないか？

- ✔ 運動の習慣がまったくない
- ✔ 運動が大事なのはわかっているけど続かない
- ✔ 筋トレはスタイル維持のためにやるものだ

話を伺った研究者

藤《ふじ》井《い》宣《のぶ》晴《はる》

１９６６年生まれ。東京都立大学大学院人間健康科学研究科ヘルスプロモーションサイエンス学域 教授。博士（体育科学）。専門は分子生物学。ハーバード大学医学部ジョスリン糖尿病センターを経て２００８年より現職。これまでに骨格筋が出すホルモンである「マイオカイン」を数十種類発見している。

運動は最も効率が良い
アンチエイジング。
あらゆる面で老化を防ぐ
科学的根拠がある。

骨格筋が出すマイオカインが健康の鍵を握る。

運動は健康にいいという認識は多くの人が持っているが、実際にどんなメカニズムで影響しているのか。その関係性が解き明かされつつある。分子生物学の視点から運動効果の研究を行う第一人者、東京都立大学の藤井宣晴教授に話を聞いた。

がんも鬱も「運動」が予防策になる

僕個人の実感だが、40～50代になると、**日常的に運動している人とまったくしていない人に分かれてくる。**学生時代は体育の授業があるから強制的に運動させられるけど、社会人になったり家庭を持ったりすると、運動の機会は減る。とはいえ、全身の筋力や筋量を保ち、運動機能を維持することは、日常の活動や老化に対処する上でも重要だ。僕もキックボクシングやゴルフ、年に2～3回のアドベンチャーレースなど、さまざまな形で運動を習慣にしている。運動を続けていれば、全身の筋肉や骨は意外と衰えないことを感じているし、ジムに行くと、70代の方が普通にウエイトをあげているのもよく見かける。いわゆる**〝よぼよぼの老人〟は、運動を何もしてこなかった人たち**なのだと思う。

運動をする時に使う筋肉は、骨に付いていて、伸び縮みによって身体を動かしたり支えたりしている骨格筋だ。運動による効果は、使った部位の筋肉が増えることだけではない。**実に多様で、しかも全身に及ぶ**ことが、疫学研究分野でも科学的根《エビデン》拠《ス》に基づいて示されている。

〈運動の健康効果の例〉

糖尿病の予防・改善、がん発症率の低下（大腸、乳、子宮、膵臓、肝臓、前立腺、肺など）、

脳卒中の減少、認知症（アルツハイマー型認知症）の予防、心疾患の予防・改善、肝

機能の改善、動脈硬化の改善、膵臓機能の改善、免疫機能の亢進《こうしん》、血圧の低下、筋肉の増大、骨密度の増大、鬱《うつ》・不安の抑制など。

藤井教授が、ある動物実験の例を紹介してくれた。

「がんを発症して筋肉が萎縮したマウスに筋肉増強剤を注射して、筋萎縮が抑えられる状態を作ると、**がんが大きくなっても筋肉量が維持され、生存日数も生存率も飛躍的に伸びた**のです」（藤井教授）

その理由は解明されていないというが、筋量を適切に保つことで病気を遠ざけ、長く生きられることを示唆していると思う。人間の場合もさまざまなデータから、**全身の筋量が多く・筋力が高いほど病気にかかりにくく、長く生きる傾向にある**ことがわかっている。

日本人の健康寿命は70代という現実

日本人は男女とも世界トップクラスの長寿だが、何歳ぐらいまで健康で生きられるのだろう。「２０２２年度　高齢社会白書（概要版）内閣府」のデータがある。

男性　平均寿命81・４１歳　健康寿命72・６８歳（差は８・７３歳）
女性　平均寿命87・４５歳　健康寿命75・３８歳（差は12・０７歳）

健康寿命とは「健康上の問題で日常生活が制限されることなく生活できる期間」と定義されているが、男女ともに平均寿命とは約10年の差がある。この期間は日常生活に不便が生じて支援や介護が必要になるということだ。つまり、人生80年が当たり前の時代になっても、最後の10年はあまりハッピーではない状態で生きなければならない。メディアでは高齢者のアスリートや90歳を超えても現役で仕事をしている人を取り上げることが珍しくないが、それはまだまだ少数者。**支援なく日常を**

送れる健康寿命が70代という現実は頭に入れておきたい。そして、要介護に至った原因の調査データも紹介する。

〈現在の要介護度別にみた介護が必要となった主な原因（2022年　厚生労働省
国民生活基礎調査の概況より）〉

1位　認知症　16・6％
2位　脳血管疾患（脳卒中）　16・1％
3位　骨折・転倒　13・9％

3位の「骨折・転倒」の原因を詳しく調べてみると、**「身体要因」**や**「加齢的変化」**などがあり、「膝、股関節の疾患」「脊椎、腰椎の脊椎症」「大腿骨の骨折」**「筋力の低下」**といった例が挙げられている（国立長寿医療研究センター公式サイト「転倒の原因」より）。これらは、藤井教授によると「運動器の障害」であり、「筋力の低下」は「骨格筋の衰退」、つまり**近年知られてきた「サルコペニア」**だという。

サルコペニアとは、「sarx（筋）」＋「penia（喪失）」の造語。加齢に伴う進行性の筋量及び筋力、あるいは身体機能の低下のことを言い、「身体の脆弱・機動性の欠如・障害・死亡のリスクを増加させるもの」とされる。年を取っていくと誰しも筋力、筋量が低下していくが、それの著しい状態がサルコペニアだ。現在は疾病に分類されていて、治療の対象となる。

「**筋量は30代から低下**しますから、40～50代の方は日常に運動を取り入れて筋量を維持することが大切です。座りっぱなしなど、不活動時間を減らすことも意識したいですね」と藤井教授。近年発表された、「椅子に座っている時間が長いほど病気にかかりやすく寿命が短い」というデータは不活動時間のリスクを示している。

〝運動が身体にいい〟を裏づける「マイオカイン」

健康に年を重ねるには筋力維持が必須であり、その有効手段の1つとして運動が重要なことは理解してもらえただろうか。では、なぜ運動が多様な効果を全身に及ぼすのか。藤井教授はその解明のために、骨格筋の培養細胞を用いて研究している。

筋肉は運動によってダメージを受けること、そして回復することを筋肉痛や怪我で経験している人も多いだろう。運動に使う骨格筋の維持に関わっているのが、「サテライト細胞」と呼ばれるものだ。

「骨格筋の細胞は細長い線維状で、サテライト細胞はその上に複数へばりついていて、**骨格筋細胞に負荷がかかったり損傷を受けたりすると活性化して増殖**します。そして損傷部位から内部に入り込んで、骨格筋細胞に変わることで傷が修復されます。このような仕組みがあるため、骨格筋は**非常に高い再生力を持っている**のです」（藤井教授）

そして、シャーレ内の実験で、世界で初めて骨格筋細胞を動かすことに成功したのが藤井教授の研究室だ。さらに2022年、**骨格筋細胞が収縮した際に分泌されるホルモン物質である「マイオカイン」の一種を発見**したという。マイオカインとは、ギリシャ語の「myo＝筋」＋「kine＝動作」が語源の名称だ。

ちなみに人間のホルモンは１００種類ほど認められていて、すべて体内で合成・分泌される。そして血液などの体液を経由して全身に運ばれ、それぞれの情報が伝わることで身体のさまざまな働きが調節される。骨格筋由来のマイオカインは筋肉の代謝や増大に関わるだけでなく、別の臓器へ作用してそれらの状態を調節したり、骨密度の増大を促すメッセージを送ったりすると考えられている。

「**運動の効果が全身に及ぶ理由について、全身に運ばれるマイオカインの存在で説明がつく**のではないか。これを『マイオカイン仮説』としています」と話す藤井教授は、これまでに、骨格筋細胞の運動に関係するマイオカインを数十種類発見している。

その代表的なもののひとつが「ＰＤＧＦ－Ｂ（platelet-derived growth factor-B）」。もとは血液成分の血小板に含まれる成長因子《グロースファクター》（特定の細胞の増殖や分化を促すタンパク質の総称）として発見されたが、筋肉にも存在していることがわかった。骨格筋細胞の培養実験で**「筋量と筋力を増強する作用」**が確認されている。また「RSPO3(R-spondin 3)」というマイオカインは、骨格筋細胞を**疲れにくいマラソンランナータイプに変化させる働き**があることがわかったそうだ。その他の研究グループでは、**神経細胞を活性化するというマイオカインや、大腸がんを抑制するマイオカイン**も発見されているという。

骨格筋細胞の研究とアンチエイジングのつながりが見えてきたし、運動とマイオカインが連携しているのは間違いなさそうだ。藤井教授は将来的に治療や医薬品への応用を見据えていて、それが実現すれば、**運動以外の方法で筋力低下を防いだり、理想の筋肉をデザインしたりすることもできるようになる可能性**があるという。

「筋疲労は乳酸が原因」は誤解だった！

とはいえ、マイオカインの人体への応用はまだまだ先の話。今、僕たちにできることは、運動をして筋肉を維持・増強することに他ならない。そこで、日頃気になっていた疑問を藤井教授に投げかけてみた。

代表的な筋肉増強法はウエイトトレーニングだが、「筋肉はダメージを受けることで大きく・強くなる」と言われている理由を尋ねたところ、藤井教授が興味深いアドバイスをくれた。

「実は、ウエイトトレーニングである程度の負荷をかけた状態の筋肉を電子顕微鏡で見ると、筋肉の構造が少し壊れた場所がいくつか見つかるくらいのダメージだとわかります。筋肉の主成分であるタンパク質は、アミノ酸が50個以上結合したもの。壊れてバラバラになったタンパク質はアミノ酸なので、すぐに再生の材料として使われて回復するでしょう。ですから、運動で筋肉に負荷を与えてより大きくするなら、**筋肉のタンパク質合成を高めるアミノ酸を同時に摂ると効率がいい**と思います」（藤井教授）

その類の製品の効果には疑問を持っていたが、今後、運動する時には絶対に摂ろうと思う。さらに藤井教授が面白いことを教えてくれた。昔から、運動した際に筋肉内に出る乳酸は〝疲労物質〟だと言われていたが、これは誤解であるという話。

「乳酸もマイオカインの一種じゃないか？　という研究が、最近いくつか出てきています。乳酸は体内の水分でイオン化すると、水素とラクテートになります。水素イオンはpHバランスを酸性に傾けるので細胞にとっては良くないかもしれませんが、ラクテートは**骨格筋がエネルギー源として利用できる**のでメリットの方が大きい。むしろ良いものではないかと言われているのです」（藤井教授）

「最強の薬」の実現へ

藤井教授が取り組んでいるマイオカインの研究は近年注目されていて、世界中のいくつかのグループが研究報告を行っているそうだ。研究の歴史が浅いため情報の入れ替わりも多く、僕たちも、すべてのマイオカイン情報を鵜《う》呑《の》みにしないよう注意する必要がある。では今後、マイオカインの研究はどのように進むのだろうか。

「1960年代、アメリカ国立老化研究所の初代所長が語った『運動の効果を1つのカプセル剤の中に閉じ込めることができたなら、1錠で最も広範に効く、最強の薬になるだろう』という言葉がありますが、現代ではまさに**〝運動のさまざまな効果を閉じ込めた薬を作る〟という挑戦**が始まっています。私たちの研究の最終ゴールもそこで、現在はタンパク質を中心としたマイオカイン研究が主流ですが、今後はより分子量の小さいマイオカイン、たとえば筋細胞の中で脂質が代謝されて生じる物質など、代謝産物の研究も行いたいと思っています」（藤井教授）

実現すれば、運動が難しい人でも運動効果が得られる、夢の治療法になるだろう。藤井教授の研究には今後も注目したい。

堀江の見解

運動なくして老いの克服は不可能だ。

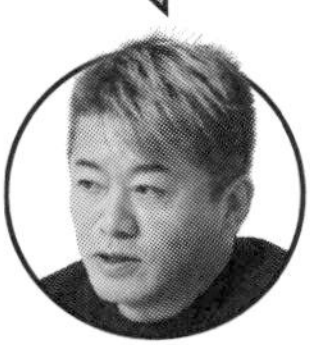

column

運動習慣

ホリエモンの運動論 〝楽しい運動〟を探そう。

運動は自分でできる最強のアンチエイジングだ。僕は、学生時代までは柔道と、高校まで片道1時間というハードな自転車通学を続けていた。大学に入学してから10年くらいは運動から遠ざかってしまったが、筋トレで痩せて見た目も若々しくなった経営者が出てきて刺激を受けたのが30歳ごろ。以来、週4～5回は運動をしていて、キックボクシング、ゴルフ、筋トレ、トレイルランニング、スノーボードなど、**自分が楽しいと思えるものを取り入れている。**

5～6年前からハマっているのは、**アドベンチャーレース**。2023年7月には北海道・ニセコで日本一長い36時間の「ニセコ　エクスペディション」に参加した。羊蹄山《ようていざん》のふもとで、高低差トータル6000m、距離200kmオーバーというコースで、夜中0時にスタートし、MTB《マウンテンバイク》20km、パックラフトが5～6時間、沢登り、トレッキング、再びMTB90kmで最後はトレッキングという内容。僕史上最もキツかったが、また出るつもりでいる。**アドベンチャーレースに参加するための体力を維持する**ことも、アンチエイジングにつながっていると思う。

一方で、運動だけして、アフターケアをしないと、年を取るにつれて足がむくんだり、筋肉が固まったり、ひどいことになるのも感じた。そこで今は、定期的にプロによるストレッチも取り入れているのだが、関節とか腱《けん》の柔軟性が変わった実感があるし、スポーツをする時の身体の動きも良くなった。**〝運動をしてストレッチをする〟というルーティンが作れていると、老化の進行も遅くなる**のではないかと思っている。

細胞

こんな考えを持っていないか？

- ✔ミトコンドリアの機能をよく知らない
- ✔細胞レベルの老化は人間の宿命
- ✔「健康長寿の薬」は夢物語だ

話を伺った研究者

阿《あ》部《べ》高《たか》明《あき》

東北大学大学院医工学研究科・医学系研究科 教授。博士（医学）。ハーバード大学医学部留学を経て、2001年から東北大学で腎臓高血圧の臨床に携わりながら、糖尿病性腎症の原因物質と治療法を開発。「AMED」の支援により新規ミトコンドリア病治療薬MA－5の開発を行う「ミトコンドリア先制医療」プロジェクトマネージャー。

生命エネルギーを作る
ミトコンドリアは
老化の根底に関わる
細胞の超重要器官。

ミトコンドリアの治療薬が健康長寿も叶える。

病気や老化による機能低下の研究はさまざまな視点で行われている。東北大学の阿部高明教授が研究を続けているのは**「ミトコンドリア」**だ。ミトコンドリアは我々人間の身体を構成する約37兆個もの細胞、その一つひとつの中に数百～数千個も含まれていて、**〝エネルギーを産生する工場〟**とも言われている。近年、研究が進んでいる分野で、老化に伴う全身の機能低下や病気に関わることがわかってきているという。

阿部教授は、生命活動に必要なエネルギーである「ＡＴＰ」のうち、95%を産生するミトコンドリアの簡便な診断法と治療薬の開発を行い、その機能を改善することで健康長寿を目指している方だ。阿部教授がプロジェクトマネージャーとなり進めている東北大学の「ミトコンドリア先制医療」は、医療分野の研究開発とその環境整備の役割を担う国立の開発機構「ＡＭＥＤ《エーメド》」の支援を受けている。

身体のエネルギー工場・ミトコンドリア

そもそも、ミトコンドリアはどうやってエネルギーを作っているのだろう。

「いくつか方法があります。細胞内では、食べた糖を分解してピルビン酸に変える『解糖系』でＡＴＰを2個産生し、次にピルビン酸が『ＴＣＡ回路（サイクル）(＊)』を回して1個産生します。このＴＣＡ回路ではＮＡＤＨと水素イオンが作られ、ＮＡＤＨからは水素イオンが外れて老化や寿命を制御する酵素、**サーチュインの活性化を行うＮＡＤ（ニコチンアミド アデニン ジヌクレオチド）が作られます。**

一方、水素イオンはミトコンドリア内の『電子伝達系』に入ってＡＴＰを34個と

＊ＴＣＡ回路（サイクル）…ミトコンドリアの中で行われる9段階からなる代謝経路のこと。

ATP産生のメカニズム

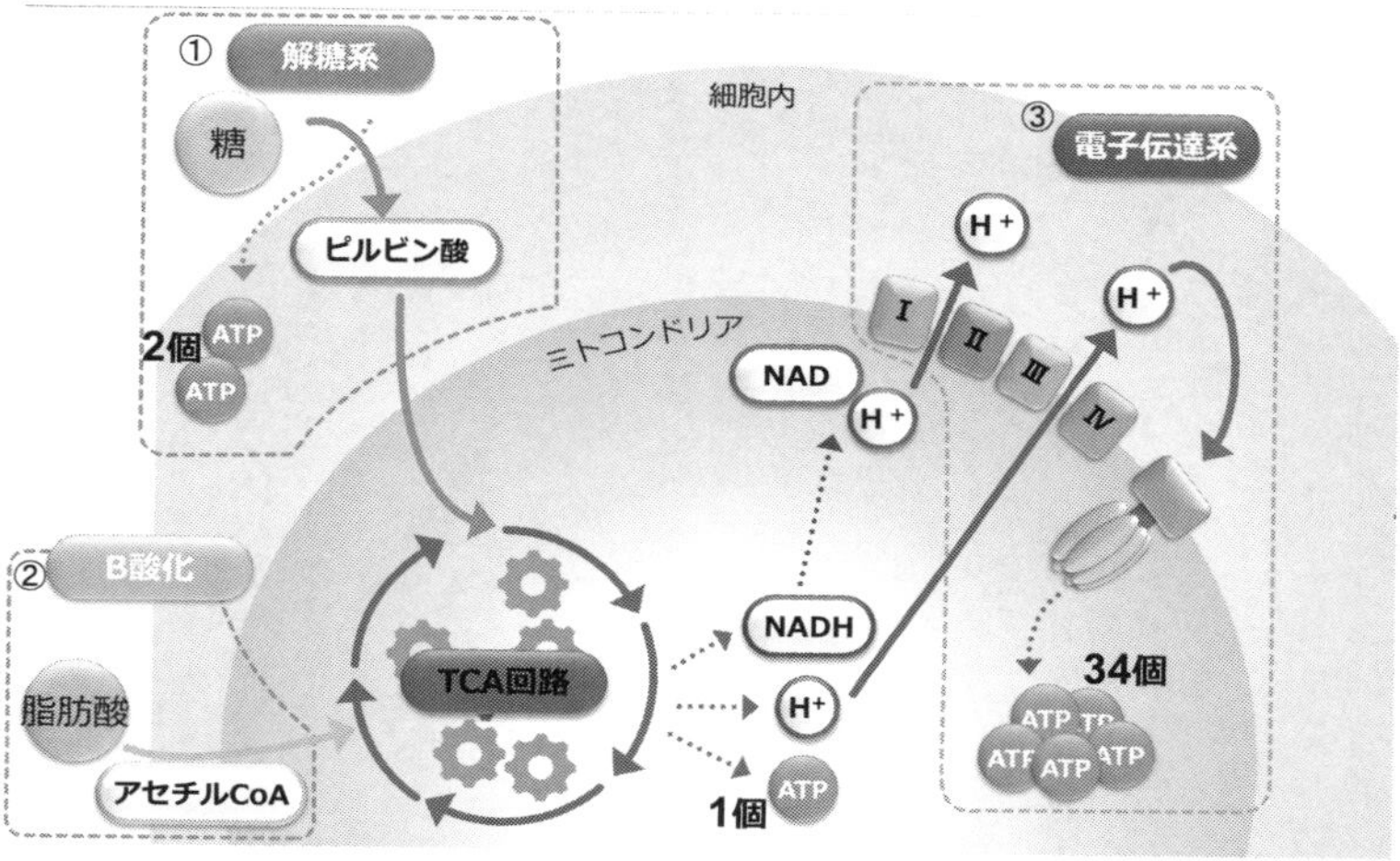

提供：東北大学大学院医工学研究科・医学系研究科

大量に作るのに使われます。従来ミトコンドリアは、教科書や科学系の資料でソラマメのような形で描かれていましたが、実際は細長い形で伸びたり縮んだり、活発に動いているのが正常です」（阿部教授）

　このミトコンドリアが機能低下する原因は老化だと言われているが、実際に何が起きているのかというと、ATPを作る際に酸素が消費され、その一部が細胞のダメージを起こす活性酸素に変換されている。ミトコンドリアは常に**ダメージを受けながらエネルギーを作っている状態**なのだ。したがって長い年月、絶えず活性酸素にさらされることで、ミトコンドリアに機能低下が起こる。すると**ＡＴＰの産生が不足して細胞が弱り、病気へとつながっていく。**

「エネルギー不足による病気で、代表的なのは『ミトコンドリア病』です。ＡＴＰの不足と活性酸素の酸化ダメージによって細胞死が起きて、**脳卒中や心不全、歩行障害や聴力障害など、高齢者に起きる病気が子供に発症する難病**です。1歳未満で発症することが多く、進行が速く緊急性が高い病気ですが、今まで治療薬はありませんでした。逆に言うと、**ミトコンドリア病を治せる薬ができれば老化も調節できうる**と考えられるのです」（阿部教授）

確かに、原因となるエネルギー不足が改善されれば、病気はもちろん、機能低下を防ぎ改善することも可能になるだろう。しかし、細胞の中にあるミトコンドリアの機能異常や、それによる病気の診断はどのように行われるのだろうか。

「ミトコンドリアは構成するパーツが多いため、その診断は非常に難しく、病院では皮膚や筋肉を手術で採取して調べる〝痛い〟組織検査・細胞検査が必要でした。最近になって血液検査のみでも可能になり、**血中の『GDF15』というマーカーが高値だと『ミトコンドリアの状態が良くない』**ということがわかってきました」（阿部教授）

GDF15は加齢に伴い増加することが知られており、血中のGDF15濃度が高いほど総死亡リスクが高まるとされる。また、つわり（妊娠悪阻）の原因でもある。

ミトコンドリアの機能の低下は、全身の細胞内で等しく現れるのかが気になったが、阿部教授の見解では、心臓や腎臓、筋肉など、多くのエネルギーを必要とする部位はおそらく早く傷みやすいとのことだ。

植物ホルモンで人体のエネルギーを増やす薬「MA-5」

阿部教授のプロジェクトでは、**世界初のミトコンドリア病治療薬「MA-5」も**

開発している。

「私はもともと腎臓病の患者さんを診察しており、腎機能が低下した患者さんが貧血になる主な原因は、血液中に溜まる老廃物であるとわかりました。しかし、その老廃物に含まれていた物質**『インドール酢酸』に、僅かながら貧血を改善しＡＴＰを増やす**作用があることをたまたま見つけたのです。このインドール酢酸は植物の成長ホルモンなのですが、我々の体内では、食事に含まれるタンパク質由来のトリプトファンというアミノ酸から、腸内細菌によってインドール酢酸が作られています」（阿部教授）

インドール酢酸は植物のホルモンだから人間に効くわけがないと考える人も多いなか、可能性を感じた阿部教授は「インドール酢酸の構造を化学的に変えてさまざまな化合物を作ってみると、**貧血を改善し、なかでもＡＴＰがよく増える薬『ＭＡ－５』が見つかった**んです。ミトコンドリア病の患者さんの皮膚細胞では１００人中95人に有効性が見られました。現在、臨床でＡＴＰを増やす薬はないので、ミトコ

ATP産生を増やす「MA－5」

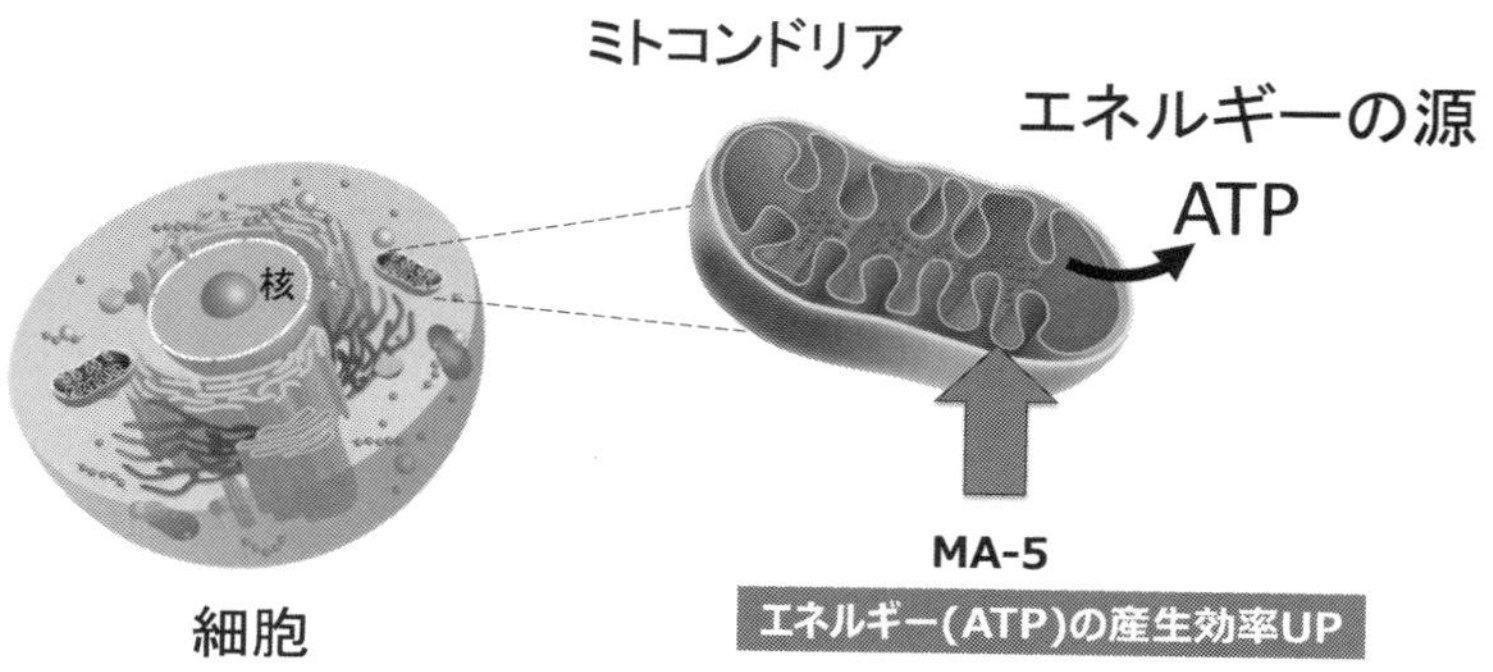

提供：東北大学大学院医工学研究科・医学系研究科

ンドリア病の患者さんにとって喜ばしいことになると思いました」と嬉しそうに話してくれた。

ＡＴＰを作りにくくなったミトコンドリアで、ＭＡ－５はどんな仕組みでＡＴＰ産生を増やすのだろう。

「ミトコンドリアには、クリステという巾着のような袋構造があり、そこで水素イオンを作ってその濃度差の力でＡＴＰを作っています。生まれつきの異常や加齢で、水素イオンあるいはＡＴＰを作る〝部品〟が傷むとＡＴＰができにくくなりますが、ＭＡ－５はミトフィリンという物質と結合し巾着の口をギュッと締めるような形にすることで、クリステ内腔を狭くします。すると、水素イオンの濃度が部分的に高くなり、ＡＴＰの産生が助けられ、ミトコンドリアの動きも良くなるんです。現在、健康人を対象とした臨床試験の第１段階を行っており、２０２４年の３月には終了する予定です」（阿部教授）

近い将来、ミトコンドリア病の治療が変わりそうだ。

ミトコンドリアの機能をコントロールする未来

ミトコンドリア病の治療が可能になると、阿部教授が言っていた「老化を調節できうる」ことから、予防医療やアンチエイジングへの波及効果が得られそうだ。加齢によるミトコンドリアの機能低下や構造変化でＡＴＰ産生が減少すると、**フレイル（筋力・心身の活力の低下、要介護の手前の状態）、難聴、腎臓病、糖尿病、代謝疾患、老化等を招く**ことはわかっているが、そのほかにも着目していることがあるという。

「ＭＡ－５の発見から、腸内の菌体成分やその代謝物が体内のミトコンドリアをコントロールしている可能性、あるいは、ミトコンドリアが腸細胞の酸化ストレスを介して腸内細菌をコントロールしている可能性もあるのではと考えています。また、唾液や尿などで、ミトコンドリアの状態を示すマーカーとして知られているＧＤＦ15の濃度を調べる機械も開発しているところです」（阿部教授）

ＭＡ－５の発見が、今後、アンチエイジングの領域でも大きな転換をもたらしそうだ。薬や予防のためのサプリメントができることを待ちつつ、我々がミトコンドリアの機能維持のためにできることは何か尋ねた。

「まず**避けるべきは、喫煙と睡眠不足**です。高血圧や糖尿病を抱えているなら治療をする。そして、走ることですね。**運動は筋肉内のＡＴＰ産生を上げる**ことがわかっていますから。また、最近出た論文では、タウリンの摂取でミトコンドリアの機能が改善し、マウスの寿命が延びたと報告されていました。ミトコンドリアの機能のサポートに関して、日本では、もともとミトコンドリア内に存在してＡＴＰ産生を助けるという５－ＡＬＡ（アミノレブリン酸）、ミトコンドリア内の活性酸素除去に働くＥＰＩ－７４３、ＣｏＱ－10などの研究も進んでいます」（阿部教授）

予防医療を広げるためには「指標」が必要

これは皆が気になることだと思うが、僕たち人間はどれくらい長生きできるのだろう。寿命にどう向き合っていけばいいのか。阿部教授はどう考えて研究しているのだろう。

「人間の寿命は１２０歳くらいだと言われていますよね。私の研究は〝長生き〟が１つの目的ではありますが、健康であることや、健康で長生きしているのに働く場がないとか、そういう社会的なところのケアも考える必要性があると思います。**生物学的に寿命が延びることが、悲しいことになっては良くない**ので。

皆さん、それぞれが望む形の長寿を目指して、いろんなアンチエイジング対策を取り入れたり、効果が高いと言われるサプリメントに注目したりしているのだと思うのですが、一方で、その対策を継続すべきかどうかにも悩んでいる。それは、このサプリを飲んだら明日から健康になれるとか、前回の検査と比べて数値が良くなったという、**しっかりした指標が得られない**からではないでしょうか。本当に効いているのかどうかがわからなければ、継続しにくいでしょう。そのためには提供する側が、効果についてももっと深掘りをしなければならない。ただ取り入れるだけで効いたかどうかもわからないのでは、効果のある予防医療としては広がらないと考えています」（阿部教授）

確かにそうだ。わかりやすい基準を作って効果の確認ができることは、重要だと思う。

「ミトコンドリア病であれば体外診断用医薬品としてＧＤＦ15を測定する検査法はありますが、病院での検査は自費診療なので一般的ではありませんし、発症に至っていない人のミトコンドリアの機能が、どの程度低下しているかを判断できる値はまだわかっていません。ですが、ＭＡ－５は薬として使うと、動物に投与した場合では**聴力低下や筋力低下など老化に伴う諸症状を緩和**します。**エネルギー不足が老化につながることは確実**なので、我々もさらに研究を加速させ臨床応用にもっていきたいと思っています」（阿部教授）

我々の生命活動に必要なエネルギー、ＡＴＰを作り続けているミトコンドリアの機能維持をサプリメントや薬で行える未来は、手が届くところまできている。

堀江の見解

ミトコンドリア病の治療薬で
アンチエイジングが
画期的に進む期待大。

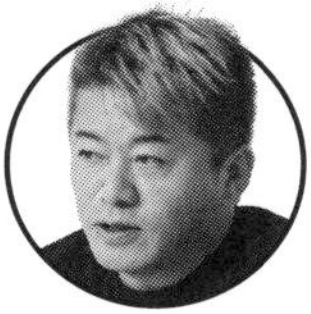

身体

こんな考えを持っていないか？

- ✔幹細胞やエクソソームってよく耳にするけど結局何のこと？
- ✔血管は老化しない
- ✔運動は好きだが〝身体の酸化〟は考えたことがない

話を伺った研究者

山《やま》川《かわ》雅《まさ》之《ゆき》

1964年生まれ。「THE CLINIC」「AZACLI」メディカル プロデューサー。鳥取大学医学部卒業。2007年に脂肪吸引・注入を専門とするTHE CLINICを開設。2010年より脂肪組織を機械的に粉砕し遠心分離によって幹細胞を濃縮する技術を用いて、豊胸術やアンチエイジング治療への臨床応用、他院の医師への技術指導と普及に努めている。

医療廃棄物だった脂肪が
老いた血管をも修復する
宝の山に変わった。

エクソソームが血管から老化を防ぐ。

予防医療やアンチエイジング分野の新しい治療法は、効果の検証がまだ十分ではなくても、理論的に納得できれば試すのが僕のスタンスだ。２０２１年に初めて「AZACLI」の山川雅之医師から受けたエクソソームの点滴は、「日本ではここでしか受けられない」という段階の、始まったばかりの治療だった。

エクソソームというのは、身体のあらゆる細胞から分泌されるカプセル状のメッセージ物質。直径30～１００㎚と極めて小さいので、血管を通って全身に運ばれる。カプセルの中には指令となるマイクロＲＮＡ（miRNA）が入っている。このマイクロＲＮＡから**「炎症を抑えろ」**とか**「血管を修復しろ」**とか、**さまざまな指令を受**

け取ることで、身体は日々修復・再生されて機能を維持しているのだ。

幹細胞が放出するエクソソームの発見

エクソソームは再生医療分野の幹細胞培養のプロセスで見つかり、機能や安全性が研究されてきた。ここで幹細胞との関係を説明する。

幹細胞とは、たとえば皮膚のように、絶えず入れ替わり続ける組織を維持するために、**細胞を生み出し続けて補充する能力を持った細胞**のことだ。有名なのは人工的に作れるｉＰＳ細胞で、２００６年に京都大学の山中伸弥教授によって発見された。さまざまな細胞に分化する能力と無限に増殖する能力を持たせた細胞で「人工多能性幹細胞」と言う。

それに対して、身体の中にある成体幹細胞（組織幹細胞とも言われる）が発見されたのは１９６０年代。特定の複数の細胞にしか分化できないのが特徴で、神経幹細胞、造血幹細胞、脂肪幹細胞などがある。

幹細胞にはそれまでにない機能や治療法への可能性があり、さまざまな研究が進んだ。欠かせないのは幹細胞の培養で、その際に上澄み液（幹細胞培養上清液）ができるのだが、以前は医療廃棄物として処分されていたそうだ。いつ誰が思いついたのかはわからないが、その上澄み液を分析してみたところ、特定の細胞の増殖や分化を促す**各種の成長因子《グロースファクター》やエクソソームが見つかった。**

エクソソームや成長因子は培養時の幹細胞から分泌されたものだが、〝細胞そのもの〟ではないので再生医療法(*)の規制範囲外。医療以外の幅広い分野で利用することができる。まさに、**医療廃棄物が宝の山に変わった**ようなものだ。

「美容クリニックの施術では、不要な部分の脂肪を吸引して取り出し、ボリュームを出したい顔や胸に注入をして、使わなかった脂肪は医療廃棄物として処分していました。転機は2001年。脂肪層に脂肪幹細胞があるとわかったことから研究は進み、酵素処理で脂肪組織から脂肪幹細胞を取り出し、それを培養して数を増やせるようになりました。その過程で、かつて『老化しない』と言われていた幹細胞も老化するし、機能が低下することもわかってきた。であれば、**幹細胞そのものより、メッセージ物質であるエクソソームを取り出して使う**方がいいのではないか、となったのです」（山川医師）

さまざまな成体幹細胞からエクソソームが抽出できるが、**脂肪幹細胞由来のエクソソームは老化や炎症の抑制、血管内皮の修復などの指令を出す**ことがわかっている。「**糖尿病や心疾患系など、多くの病気の原因となるのが血管の老化**なので、エクソソームを直接血管に入れることは、老化予防としては理にかなっている。予防医療としての効果や可能性を感じています」と山川医師は続ける。

エクソソームに含まれるマイクロＲＮＡの遺伝子情報について不安を持つ人もいるが、マイクロＲＮＡはＤＮＡがある細胞の核内に取り込まれることはない。**そのため、遺伝子情報が改変される心配もない。**

＊再生医療法…再生医療は、これまで有効な治療法のなかった疾患の治療ができるようになるなど、国民の期待が高い一方、新しい医療であることから、安全性を確保しつつ迅速に提供する必要がある。このため、２０１３年11月に「再生医療等の安全性の確保等に関する法律」（新法）が公布され、翌年の２０１４年11月より施行された。この法律により再生医療等の安全性の確保に関する手続きや細胞培養加工の外部委託のルール等が定められた。たとえば、ｉＰＳ細胞などの幹細胞を用いるのは医療に限られ、認定再生医療等委員会で審査を受け、厚生労働大臣への計画書の提出が必要になるなどの制度がある。しかし、エクソソームや各種成長因子は生体である細胞から分泌されたものであり、細胞ではないので再生医療法の対象にはならない。そのため、医療分野のほか美容分野にも使われるなど、自由度が高い。また、法規制がないぶん、客観的な安全性や有効性の評価がない治療やサービスが提供される懸念もある。

このような発見・研究・検証の経過を経て、幹細胞そのものではなく、メッセージ物質であるエクソソームを使う治療として点滴が自費診療で開始され、僕も体験した。血管のすみずみを通るエクソソームがまさに今、**傷ついた組織や細胞の修復、血管の新生を促し、炎症反応を抑制して動脈硬化の予防**をしていると思うと、発見から20年くらいしか経《た》っていないのに、新たな時代がきたと実感した。

点滴は椅子に座って行うので、点滴を受けながら山川医師の説明を聞いたり質問したりすることもできた。僕が気になったのは治療の頻度。東京を離れることも多いので、頻繁に通うのは難しいからだ。

「**エクソソームは1～2日で**体内から消失すると言われているので、週に1度、せめて月に2回は点滴を継続することを勧めています。所要時間は15分くらいです」

（山川医師）

この点滴は継続することに意味がありそうなので、その後も続けている。

情報の上書きは重要

研究が進んでいる分野は情報の更新も速い。エクソソームを利用した医療が始まってから3年が経とうとしていて、点滴治療を行う医療機関も増えた。臨床でのデータなど情報も多く出ているので、ここでお伝えする。

エクソソームは幹細胞という生体を培養して得るので、当然だが**〝質〟や〝活性〟にはばらつきがある。**それは幹細胞の質に左右されるそうで、その**提供者は健康で若い方が良い**とされている。当然だが、提供者の個人情報は保護されているので治療を受ける側が知ることはできないが、培養に関わる専門家には、質のいい幹細胞を選択する技術があるという。

また、幹細胞の培養に用いるのはさまざまな栄養成分などで作る「培養液（培地）」だが、多くの種類があり、医師や専門家が独自に作る場合もある。その培地によって、細胞増殖のスピードや分裂を繰り返すことによる細胞の劣化具合もかなり違うそうだ。

培地で細胞培養を行う際に加えるのが「血清」。血清は血液由来の液体で、タンパク質や免疫抗体を含んでいる。使用する血清にもいろいろあって、患者の血液から抽出する例もあるし、販売されているウシの血清を使う機関もあるらしい。近年は安全性にほぼ問題がなくなったというが、時期などによって血清成分にばらつきがあるため、細胞増殖がうまくいかないこともあると聞く。生きた細胞を扱う培養の現場の実情を知ると、**抽出されるエクソソームの質に違いがあることは容易に想像できる。**山川医師はこんなことを話していた。

「エクソソームは幹細胞を培養した上澄み液から抽出しますが、培地由来の成分（タンパク質など）や老廃物など、**人体に有益でない成分が含まれていることもある**ので、製法はもちろん、**品質管理や加工元などをしっかり見極めることが重要**です」（山川医師）

僕がエクソソーム点滴の体験をした時も、培養期間に幹細胞から出る老廃物などの不純物が混ざらないように、徹底的に処理をしていると話していた。点滴はどこで受けても同じような内容に見えるが、そこに至るまでの研究や、**安全性への配慮はエクソソームを抽出する施設や治療を提供する医療機関によって差があり**、それは思ったより大きいのかもしれない。

また、２０２３年にエクソソーム点滴に関連する事故が発生したとの噂が流れたが、これは後に否定された。それにもかかわらず、この出来事はエクソソームを含む再生医療技術の安全性に対する懸念を引き起こした。結果、第89回厚生科学審議会（再生医療等評価部会）では日本再生医療学会からの提言が報告され、エクソソームを含む再生医療技術の使用に関するガイドラインの策定が検討されている。これは、将来的な事故の防止を目的としている。

エクソソームは現在、厚生労働省からの正式な医療承認を受けていない。そのため、**エクソソームを利用した治療は自費でのアンチエイジング治療として提供されている。**この状況は、医療分野における新しい技術や治療法の導入に伴う法的及び倫理的な課題を浮き彫りにしているのではないだろうか。安全性と効果を確保するためには、**国による適切な規制とガイドラインの策定が重要**ということだ。

老化防止の治療は将来の病気予防にもつながる

新しい治療を体験すると「実感は？」「効果は？」と聞く人が必ずいるが、目的は老化の予防なので、すぐにわかるわけがない。身体のどこかが不調で、そのための治療をしているのとは違い、**老化とはロングスパンで動くもの**だからだ。

エクソソーム点滴については山川医師ご自身が、自ら先行して続けていた。

「僕はこの点滴を週に1回続けてみて、トレーニングのパフォーマンスが上がったと感じました。57歳で水泳のパーソナルベストも更新しましたし。トライアスロンとかトレッドミルとか激しめの運動をするので、身体は酸化しやすくなりますが、**エクソソーム点滴は抗炎症、抗酸化にも働きます。健康のためにスポーツをするのなら抗酸化もしないと、逆に老けることになりかねません**」（山川医師）

これが、超早期から試している人の感想。**10年後に「実は意味があった」とわかるかもしれないことを、今やらないリスクは大きい**と僕は思う。エクソソーム点滴だって、どれだけの効果があるかはまだわからないけど、10年後に「あれ、めっちゃ効果があったよね」となった時に、「え、やってなかった」では取り返しがつかない。健康や老化防止に関しては、安全性を自分で判断して、それほど危険性がなさそうならチャレンジしておかないと。だって**人間は、10年という時間でびっくりするくらい老化する。特に40代から50代は、やっている人とやっていない人では、相当な差がつくと思う。**

僕は**「老化」は病気だと思っているし、病気なら克服できる**と思っている。そのためには、いろいろ複合的にやっていかないと。エクソソーム点滴もその一環。まだ十分なエビデンスがない事実も承知している。それでも抗炎症や組織への修復作用をもたらすことから、**脳卒中、肝硬変、がん、リンパ浮腫、関節疾患といったさまざまな疾患の治療への応用のために、各分野で研究が進められている。**今後の期待は大きい。

老化による変性や機能低下が疾患につながるので、**老化防止の治療は意味があるし「やっておけ」**と思っている。医療は急速に進化していて、現代は、20～30年前から見たら夢みたいな状況。**いい時代に生まれたと心から思う。**

堀江の見解

安全性を自分で判断し理論的に納得できれば試す。

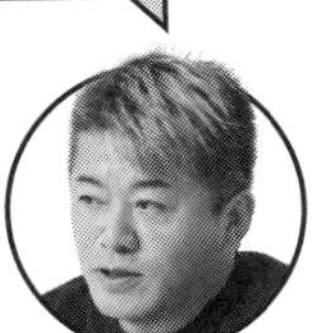

column

予防医療

僕は「予防医療」を日本に広めたい。

２０１６年から「予防医療普及協会」の理事として活動しているが、この協会が発足したきっかけは、ピロリ菌と胃がんの関係を証明した医師との対談だった。僕は健康意識が高い方だと思うが、**ピロリ菌が胃がんのほとんどの原因だと聞いて衝撃を受けた。**しかも**医者の間ではよく知られている**のだという。この事実は医療界以外には全然伝わっていない。世の中に伝えなきゃいけないと思ったのだ。当時、胃がんの原因は塩分の過剰摂取だとかストレスだとか言われていたが、ピロリ菌が原因なら胃の除菌をすればいい。胃がんの発症を減らせる情報があるのに知

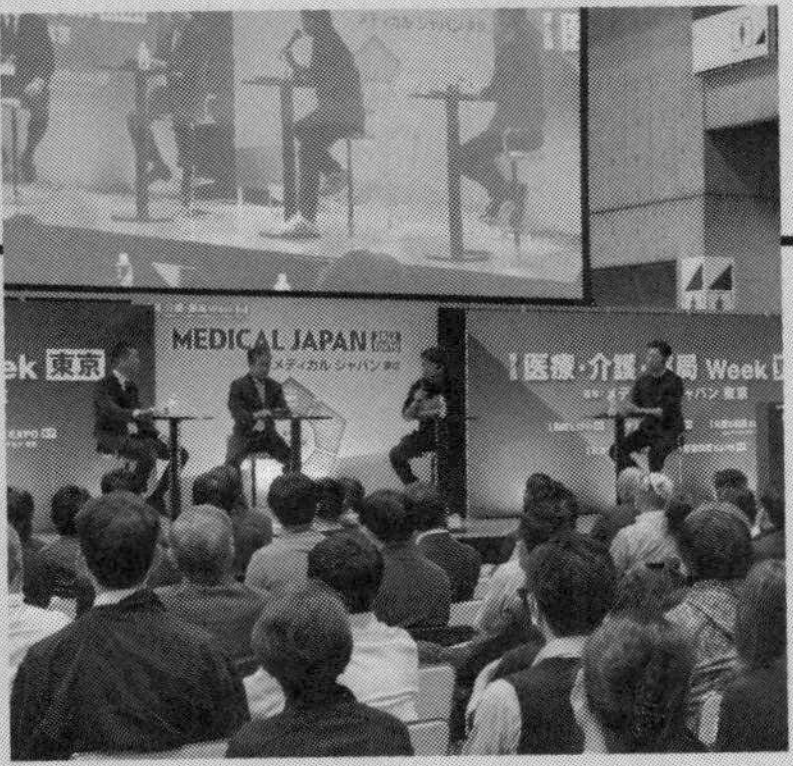

一般社団法人
予防医療普及協会

2016年9月に堀江貴文や経営者、医師、社会起業家などの有志を中心に発足。予防医療の正しい知見を集め、啓発や病気予防のためのアクションをさまざまな企業や団体と連携、推進している。これまでにピロリ菌の検査・除菌啓発を目的にした「ピ」プロジェクトや、大腸がんを予防するための「プ」プロジェクトなどを実施。診療科や研究の専門領域を横断した医師団が活動をサポートする。

られていないのは、**メディアの力が落ちていて、適切な報道ができていない**のだろうと感じた。

また、**労働人口減少、医療費高騰などで医療保険制度は厳しい状況**となっている。病気の予防、早期治療をすることで国は皆保険制度を維持することができ、個人にとっては将来、**民間の医療保険への加入が必要な時代になったとしても、経済的損失を最小限にできる**だろう。

そこで、ネットを通じて予防医療に関する正しい知識を伝え、啓発や病気予防のためのアクションを起こしていく組織として予防医療普及協会を立ち上げたのだ。「がんによる死亡をなくす」「医療費を削減する」といった活動のゴールも設定して、最短で到達する方法を常に考えている。

ピロリ菌に関しては「ピロリ菌検査ナイト」というパーティを開いて、その場で簡易検査ができるようにした。そうしたら参加者の20%に菌が見つかりいいきっかけになったと思うし、検査自体も広まったと思う。

日本の保険医療は〝病気〟に対して行われる治療だ。だから検査をしても〝病気の数値〟に至らないと医師に「様子を見ましょう」とか言われて、治療に進まない。一方、予防医療は、病気になる前に改善して**〝病気にしない〟という考え方**。今は「年のせい」だと老化現象扱いにされている症状も、予防医療の考えだと**「老化による機能低下が病気につながる。つまり老化は病気の原因」**となる。年を取ってからでは手遅れになることはたくさんあるが、今は進化した研究や医療がある。心身の変化を感じたら、できれば変化を感じる前から、やるべきことを知り、放置しないことが、その後の人生を変えることをもっと広めたい。

第2章

「老いの不便」は解決できる

眼

こんな変化を感じていないか？

- ✔ 眼のピントが合いにくくなってきた
- ✔ 眼が霞むようになった
- ✔ 老眼鏡を買う時期がきたと感じる

話を伺った研究者

北《きた》澤《ざわ》世《よ》志《し》博《ひろ》

１９６４年生まれ。「アイクリニック東京サピアタワー」院長。博士（医学）。日本眼科学会認定専門医。福井大学医学部卒業。東京医科歯科大学、川口医療センターなどを経て２０２３年より現職。ＩＣＬ、白内障手術で著名で、学術論文も多数。日本眼科手術学会の理事も務め、ＩＣＬエキスパートインストラクターなどの資格を有する。

もはや老眼は
治せる時代。

裸眼で見えると世界が変わる。

僕は39歳の時にレーシック手術（レーザーを角膜に照射する視力矯正手術）をしたので視力はいいのだが、さすがに最近、暗いところだと細かい字が見えにくくなってきたように感じる。同年代の友達から「老眼鏡をかけてみろ」と言われて試してみたら、確かにはっきり見えた。

でも僕は、メガネをかけずに快適に見える視力を維持し続けたいと思っていて、白内障手術などで著名な眼科医の北澤世志博医師に最新の治療法を取材したことがある。

毛様体と水晶体の老化は宿命

老眼は一般的に40代後半から始まるが個人差が大きく、たとえば視力2・0くらいの眼のいい人は42〜43歳で老眼鏡が必要になったり、視力1・0くらいでやや近視の人は50歳過ぎまで老眼鏡なしでも大丈夫だったりするそうだ。いずれにしろ、**誰にでも自然に起こる眼の機能低下**とされている。

老眼の原因は、**眼のピント調節がスムーズにできなくなってくる**こと。ピントは、レンズである水晶体を、その上下にある毛様体が引っ張ったり緩めたりして、厚みを変えて調節するのだが、加齢とともに水晶体が硬くなったり毛様体が弱くなったりすることで近くが見えにくくなる。

毛様体は筋肉みたいなもので、ピント調節をする時に頻繁に動かしているから、ある意味、筋トレになっているように思えて、なぜ弱るのかが疑問だった。

北澤医師に尋ねると「確かに毛様体は筋肉ですが、筋トレはできません。人間が起きている間は休みなく、ずっと伸び縮みしていて〝いつも使っている〟状態です。なので、身体の筋トレのように、普段使っている以上の動きを毛様体にさせることはほぼ不可能です」と答えつつも、「ただ、**遠くと近くを交互に見る**ことは、トレーニング的な効果が得られるでしょう。**30㎝程度先の手元と、ずっと遠くを交互に見るのを、毎日5〜10分続ける**と、老眼を遅らせることはできるかもしれません」と教えてくれた。

北澤医師は日々、このトレーニングを続けられなくて老眼になった患者を多く診ているから、〝毛様体の筋トレ効果〟は難しいと話していたけれど、継続すれば老眼防止の可能性はありそうだ。

また、眼の角膜の後ろにある水晶体は、もともとは透明で光をよく通すが、**加齢に伴い中身のタンパク質が変性し白く濁っていくこと**で白内障にも進行する。白内障になると、物が二重に見えたり、視界にもやがかかったようになるので治療が必要となる。一般的に、白内障の手術は70歳前後で行う場合が多いが、近視の強い人は60代、なかには50代で手術が必要になる人もいるそうだ。老眼になると、その何年後かには白内障のリスクが高まる。

最新技術で老眼鏡なき人生を手に入れる

老眼対策は「まずは老眼鏡をかける」のがベーシックな選択だし、いろいろな老眼鏡を揃える楽しみもあるが、僕はメガネをかけたり外したりするのは煩わしいと思っている。北澤医師によれば、それを解決する最新の治療法があるという。

新しいのは**ＩＣＬ（Implantable Contact Lens）、つまり眼内に挿入する眼内コンタクトレンズの遠近両用版。**レーシックで近視矯正をした後でもできる治療法で、近視、乱視、遠視、そして老眼まで矯正でき、さらに〝遠近両用〟よりも進化した、**遠方から近方までなだらかに焦点が合う多焦点レンズ**も広がり始めているそうだ。

「1m先の〝遠方〟と、本やスマホを見る30㎝先の〝近方〟の2焦点（遠近両用）

だと、パソコン使用時の60〜70㎝先が見えづらいんです。そこで遠方だけでなく、中間から近方までピントの合う多焦点のＩＣＬが出てきました。それを入れればスマホやパソコン、仕事を含む**日常生活の範囲では裸眼で過ごせて、老眼鏡への依存度はかなり減らせる**と思います」（北澤医師）

多焦点ＩＣＬが治療の最先端だが、暗い場所ではレンズの機能が落ちてしまうため、明るい環境で見る必要があるという。40代後半〜50代の近視の人と、老眼の人が多焦点ＩＣＬを入れ始めているそうだが、僕も興味を持った。その手術を受けるなら、何歳くらいのタイミングがいいのだろう。北澤医師によると「50〜60歳くらい。**〝老眼鏡がないと近くが見えない〟というタイミングが良い**でしょう」という回答だったが、もう1つ気になったのは、その時に水晶体はどうするかということ。取るのか、温存するのか。

北澤医師は、基本的に水晶体が透明ならば温存し、濁っていて白内障になっていたら取って、白内障用の遠近両用眼内レンズを入れるなど、年齢と水晶体の状態に合わせて判断するという。水晶体を温存する理由は「白内障になっていないのなら、取りたくないと希望する人が多いため」。僕なら、**いずれ白内障になるんだから、水晶体は取っちゃえばいい**のにと思うのだが。そう伝えたら、なんと、それもアリなのだそうだ。

「50代で、白内障は軽度だけど水晶体を取ってしまおうとなれば、**白内障と老眼を同時に、1回の手術で治すことは可能**です。水晶体を取れば将来、白内障になる心配もなくなりますから」（北澤医師）

この治療の際に入れる白内障用の多焦点眼内レンズは30年以上前からあって、今では30種類以上が研究開発されているという。多くは遠・中・近の3焦点で、最先端のレンズはほとんどの距離にピントが合う5焦点のもの。遠方から手前まで見え方がなだらかで、理想に近いそうだ。

「昔と違って、高齢でもアクティブに活動する方が多くなってきて、メガネなしで遠くも近くも見たいというシニアが増えています。５焦点レンズの白内障手術は、当クリニックでは主流で、術後の患者さんは**裸眼でも見えづらい位置がほとんどなく快適**で、世界が変わったとおっしゃいます」（北澤医師）

白内障でぼやけた視界がすっきり明るくなるのだから、**見える世界は確実に変わる**だろう。僕も5年後くらいに治療しようと思ったので、手術はどのように行われるのかを聞いた。

「老眼の治療で使うＩＣＬは、レンズを虹彩と水晶体の間に入れるだけなので、**麻酔の目薬の使用を含めて基本的に10分程度**で終わります。術後に眼の充血や炎症がありますが、１週間ほどですっきり見えるようになります。手術翌日は仕事を休んでもらい、２日目からはデスクワークは可能。術後の感染防止のため、スポーツや日常生活の制限などは担当医師に確認して指示を守ることが大事です。

白内障の場合は、水晶体をレーザーできれいに分割して取り出し、そこに多焦点の眼内レンズを入れます。ＩＣＬと違い片眼ずつの手術になり、当日は眼帯を装着。

目の垂直断面図

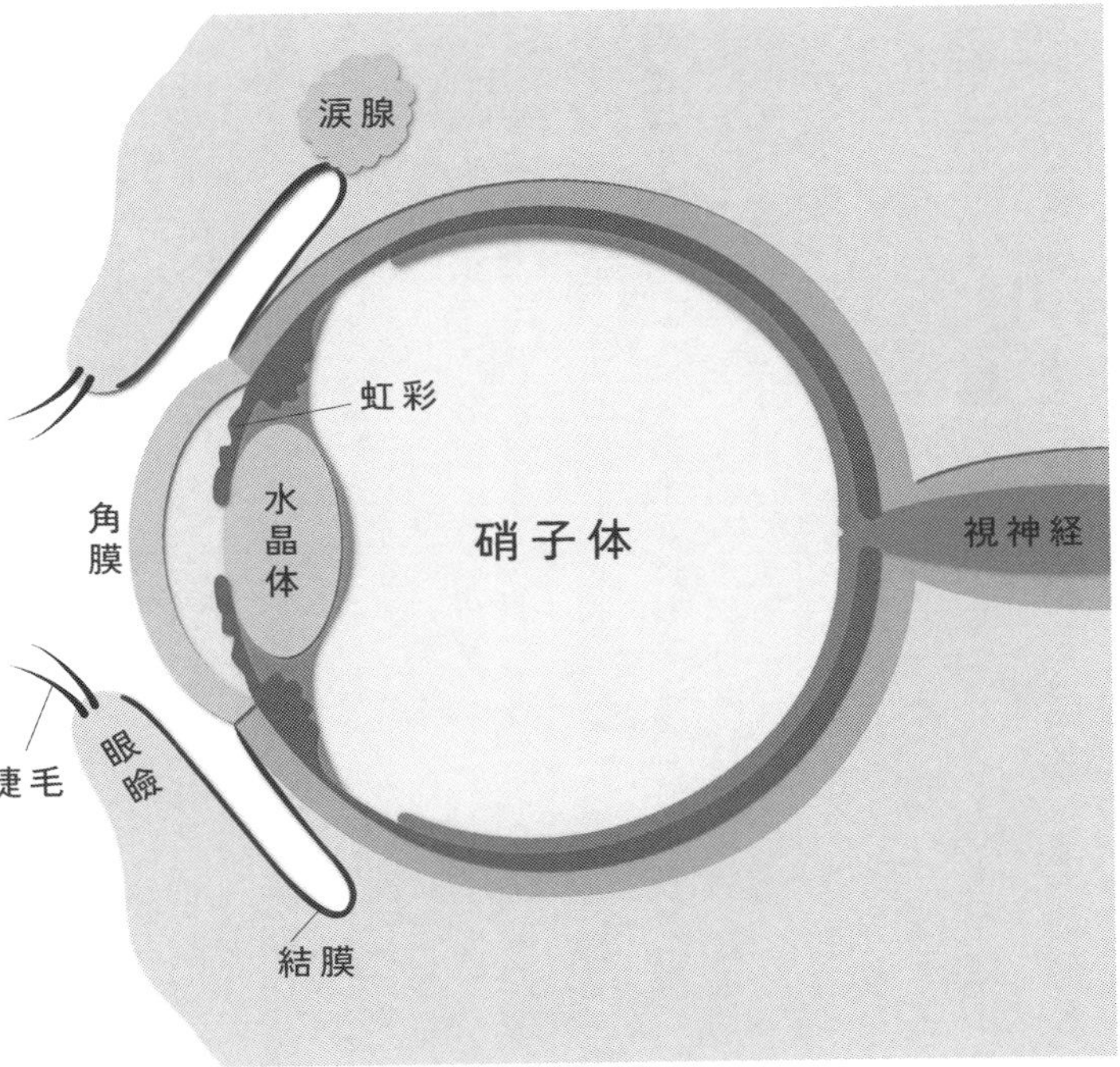

翌日にもう片方の眼の手術をします。**所要時間はレーザーを使っても5～10分程度。**やはり充血や炎症はあり、2～3日は違和感が残る場合もありますし、人によっては腫れぼったく感じることもあります」（北澤医師）

北澤医師が研修医だった30年前だと、白内障手術にかかる時間は30分くらいで、また、当時の眼内レンズは術後に乱視が現れるのも当然だったそうだ。

現在、国内の白内障手術は年間約１００万件で、約9割が保険診療。5焦点レンズだと自費で高額にもなるが、レンズは個々に合わせて製作される。**眼の老化にまつわる技術の進化はヤバい。一生メガネを使わずに過ごすことだって可能なのだ。**

「手術が失敗して失明」は迷信

ただ、眼の手術となると、「失敗して失明したら……」と不安になる人は、世代に関係なく多いのではないか。実際にリスクはあるのか、北澤医師に確認した。

「たとえばＩＣＬは世界で20年以上行われている治療法で、症例は積算２００万症例以上。そのなかで、**失明したという報告は国内外で1例もありません。**白内障の治療はＩＣＬより少し前、50～60年前から行われていて、手術の手技は確立されています。**治療対象となる世代にとってはすでに身近な治療法**になっているので、手術の前に失明の心配や不安を語る方はほとんどいませんね」（北澤医師）

また、眼内に入れたレンズはいつまでもつのか、交換は必要なのかも気になるところ。手術後、**ICLは20～30年は問題なく使える**ことがわかっている。40～50年の長期安定性は確立されているが、近視が進んだ場合はレンズの入れ替えが可能だ。**白内障手術で使う眼内レンズは、半永久的に挿入したままでいい**のだという。

老眼や白内障の度合いは運転免許の更新にも関わるし、受診が遅すぎると眼圧が上がって、白内障から（視野の欠損が現れる）緑内障に進行する人もいるというから、**見えにくさを感じた時点で眼科医に相談**するのが良いだろう。僕が北澤医師に尋ねたように、何年後の手術が最適か、新しい治療法も聞けてプランが立てられる。

認知機能を保つには「視覚」が大事

僕が思うに、**老化とは、いろいろな認知機能が低下**してくること。耳が遠くなるとか眼が見えにくくなるとか、さまざまな**知覚の機能が低下することで脳に対する情報のインプットの解像度が落ち、刺激が減少して脳が老化**していく。だから**老化防止のためには、視覚で膨大な情報を得ている眼はすごく大事**。それなのに高齢者の方のなかには「見える」と言い張る人とか、すりガラス越しにものを見ているような状態になるまで白内障が進んでいるのに手術をしない人も多いように感じる。

これはもう、我々の世代だけではなくて、親の世代の問題でもある。

北澤医師も**「視覚から得られる刺激や情報は認知症と大きな関係がある」**と言う。

「80〜90代の認知症で白内障だった方が、杖《つえ》をついてやっと歩いている状態だった

のに、白内障の手術をしたらよく見えるようになって、急に杖なしで歩き始めたという話もあります」（北澤医師）

老眼や白内障は誰にでも起こる老化現象だけれど、「すっきり見える」まで治療することができる時代になった。保険適用にもなるし、さらなる快適さを目指して自費の治療を選択するのもいいだろう。眼科医への相談や受診を先延ばしにせず、**裸眼で視野を維持するための方法がある**ことを、ぜひ知ってもらいたい。

堀江の見解

5年後くらいに老眼治療とともに水晶体も取って白内障対策をする予定。

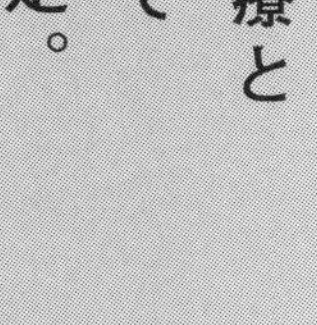

睡眠

こんな変化を感じていないか？

- ✔ 年を取って、いびきがひどくなった気がする
- ✔ 寝ても疲れが取れない
- ✔ 苦しくて目が覚める

話を伺った研究者

田《た》中《なか》俊《しゅん》一《いち》

医療法人みなとみらい 理事長。博士（医学）。日本糖尿病学会 糖尿病専門医・研修指導医。国際医療福祉大学、横浜市立大学 教授を経て２００８年より現職。運営する「銀座クリニック」では病気でない人を対象に、日単位・月単位での健康度を評価し、その増進のための医療を年単位のスケールで提供。睡眠と糖尿病のスペシャリスト。

日本人の8割は睡眠時無呼吸症候群。

いびきは動脈硬化・糖尿病・肥満にもつながるサイン。

いびきは年齢とともにひどくなることもあり、睡眠時無呼吸症候群につながる〝改善すべきもの〟であることは知られてきたが、まだまだ無自覚な人は多い。日本の単身者世帯は増加傾向にあるし、家族がいても部屋で一人で寝ている場合、自分のいびきや、呼吸が止まっているかどうかに気づかないからだ。本来、疲れの回復のために取る睡眠が、病気につながる可能性もあることは知っておく方がいい。長年、睡眠時無呼吸症候群の治療に力を入れている、医療法人みなとみらい理事長の田中俊一医師に話を聞いた。

いびきが出る３大要因は骨格・肥満・加齢

いびきはなぜ出るのか？　それは「管楽器と同じような原理」だと田中医師。

「クラリネットなどの管楽器は、吹き込んだ空気の圧力でリードという薄片が振動して音が出る仕組み。鼻や口から吸い込んだ空気は気道を通りますが、気道が狭くなっていると大きな圧力がかかるため、のどが振動して音が出ます」（田中医師）

気道が狭くなる原因は３つある。**①骨格**。特に日本人は首が細く、顎《あご》の小さい人が多く、もともと気道が狭い傾向がある。**②肥満**。顔や首周りについた脂肪が、仰向けに寝る姿勢の時に垂れ下がって気道を圧迫するため。**③加齢**。組織のハリが低下するため、首周りの脂肪や舌などが気道に沈み込むようになる。①②のタイプも、③の加齢要因が加わると悪化しやすい。

また、**飲酒は筋肉を弛《し》緩《かん》させる**のでいびきが出やすくなるし、意外なところでは、**筋肉量の増加も気道を狭くする。**田中医師によると、筋肉の増量が重要なラグビー、相撲、ボディビルなどは首も太くするので、空気が通りにくくなる傾向があるそうだ。そして、**口呼吸もいびきを悪化**させる。

「花粉症や副鼻腔炎などで鼻詰まりがある場合は、口呼吸をせざるを得なくなりますね。口呼吸をすると口が開くことで舌が落ち込み、気道が狭くなるため、さらにいびきが出やすくなります」（田中医師）

いびきをしなくなったら危険信号

「それでも、いびきが出ているうちはまだいい」と田中医師は言う。

「患者さんは家族から『いびきがうるさい』と言われて受診しますが、**いびきは睡眠中に息が通っている**状態。**息が止まってしまうと、いびきは出ません。**無呼吸状態がひどくなると1分間に1回しか息をしなくなります。1回息をしたら60秒間は息が止まる、そんな状態は重症なのに、うるさくないから、一緒に寝ている人も気づかないんです」（田中医師）

いびきに対するクレームがなくなったら「治った、良かった」と思うだろうが、むしろ**睡眠時無呼吸症候群へと悪化している可能性が高い**。無呼吸状態になりしばしば息が止まるようになると、取り込む酸素が少なくなり、**動脈血中の酸素が不足した状態**になる。すると、苦しくてうなされて目が覚めたり、悪夢を見たりするようになり、その段階で「無呼吸かもしれない」と気づき、受診する人も多いそうだ。

動脈硬化や糖尿病も引き起こす睡眠時無呼吸症候群

睡眠時無呼吸症候群は保険適用の病気で、診断基準は、**睡眠時に1時間に5回以上の呼吸停止**があること。いびきから睡眠時無呼吸症候群に進行してしまう原因を尋ねると、加齢の影響が大きいと田中医師。脂肪や口腔内の組織も加齢で軟化する。

舌の根もと（舌根部）が気道に落ち込んで塞いでしまうため、呼吸が止まってしまうのだ。年齢とともに発症する人が増えるのはこのため。田中医師は**「日本人の8割以上、75歳を超えたら全員が睡眠時無呼吸症候群」**だと考えて診療にあたるそうだ。

「発症する男女比は3：2くらい。60％が男性、40％が女性で、原因は同じです。睡眠時無呼吸症候群は**知らないうちに誰もが抱えてしまう病気で、いくつもの病気の原因にもなります**」（田中医師）

睡眠時無呼吸症候群がさまざまな病気につながるリスクについて、さらに具体的に教えてくれた。

「呼吸が止まる時間が長くなるため、酸素が十分に入ってこなくなり、低酸素血症になって脳の再生ができにくくなります。脳と心臓は低酸素血症に弱い臓器で、酸素が欲しいからすぐに脈を速める。すると、血液が送り出される時に血管内に乱流ができて**動脈硬化**が起きたり、無呼吸が年齢とともに進行し、脈を速めただけでは酸素が来なくなって、ついには**高血圧**にもなります。つまり酸素を得るために頻脈、高血圧が起こり、そして次はもうこれ以上何をしても酸素が足りないという状態になり、副腎皮質からストレスホルモンであるコルチゾールが分泌される。それがインスリン抵抗性となって**血糖値を上げ**、**糖尿病が発症**します」（田中医師）

これはつまり、**睡眠時無呼吸症候群を改善すれば、動脈硬化や糖尿病の予防にもつながる**ということでもある。

睡眠の質を上げるCPAP療法

睡眠時無呼吸症候群の治療法として推奨されているのが**CPAP《シーパップ》療法（持続陽圧呼吸療法）**。検査によって中等症以上と診断されれば保険適用になる治療法で、鼻を覆うマスクを装着して、圧をかけた空気をエアチューブから気道に送り込み、睡眠中の無呼吸を防止する。自費診療であれば、軽症でも睡眠の質を良くする目的でも使用することができるので、**自主的に取り入れているビジネスパーソンやアスリートも多い**。なかには海外出張に携帯する人もいるそうだ。田中医師自らもＣＰＡＰを使っている。

「ＣＰＡＰの治療を始めると加圧された空気が鼻から入ってくるので、**誰でもその日から呼吸が通る**わけです。マスクを見て『こんな鬱陶しそうなの、つけるんですか？』と言う人もいるけれど、慣れれば呼吸が楽になって快適だし、つけないで寝ると次の日に疲れやダルさが残ります。私も、使わなかった翌日はなんとなく調子が悪く感じますね」（田中医師）

実際にＣＰＡＰを試してみた

友人に「堀江さんはたぶん睡眠時無呼吸症候群」と言われていたこともあり、田中医師にお願いしてＣＰＡＰを自宅で試用させてもらった。お酒を飲んで帰った翌朝に疲れが残る感覚があるので、僕自身「無呼吸かも」と思っていたのもある。

顔にマスクを装着して眠ることに躊躇《ちゅうちょ》する人も多いと聞いているが、まったく苦痛もなく、ぐっすり眠れてＱＯＬ《クオリティ オブ ライフ》が上がったと感じた。ＣＰＡＰは自費治療ならさまざまな機器やマスクが選べるのだが、僕が試したのはマスクのフィット性が高く、加湿した空気を気道に送り込むタイプ。のどが乾燥しないのでインフルエンザの予防にもなりそうだ。さらに、**CPAPを使うと痩せる人もいる**という。

「睡眠時無呼吸症候群の人は深い睡眠が取れていないので日中に眠くなりやすく、昼間に起きて活動するために**オレキシンという脳内の覚醒物質が大量に分泌**されるんです。このオレキシンの副作用は食欲が出ること。だから**無呼吸の症状があると食べる量が増えます**。そうすると、脂肪が増えて気道が狭くなり無呼吸が悪化し、さらにオレキシンが分泌されるという悪循環に陥ります。ですからＣＰＡＰを使うと、よく眠れることに加え、食欲も落ち着く傾向にあるのです」（田中医師）

田中医師自身は睡眠時無呼吸症候群ではないが、よく眠れて体調が維持されることから、ＣＰＡＰを使い続けているそうだ。

合併症も診てくれる内科を受診しよう

「**睡眠時無呼吸症候群は自然に改善することはまずない**ので、いびきがひどいと言われた段階で受診し、検査に進むのがよい。その際は、長期に通うことも考えて、睡眠時無呼吸症候群の重大な合併症である糖尿病や動脈硬化も診る内科へ」と田中医師。〝呼吸が止まる〟というのは酸素の代謝に関わる重大な病気なので、どのくらい息が止まるのかを探るためにパルスオキシメーターで酸素分圧を調べたり、睡眠の質を見るために夜間の脳波も調べるそうだ。

また、インターネット上のやり取りだけでＣＰＡＰを借りるという簡便なサービスもあるらしいが、鼻に装着するマスクが合っていなかったり、使い方が間違っている例も少なくないという。

「自分に合ったＣＰＡＰとマスクを選び、いろいろな**計測データに合わせて微調整をしてくれる医療機関を選ぶ**ことが大切。ＣＰＡＰ療法開始後も睡眠の状態を測定して、その結果を知るのも重要ですね」（田中医師）

身体のシステムとして、酸素の取り込みが足りなくなることの影響の大きさを知ると、睡眠の重要性が改めてわかる。ちなみに僕は今まで、どんなに忙しくても睡眠を削ったことはない。寝ている間に呼吸が止まっているかどうかわからない人も、「睡眠時間は取れているのに疲れが取れない」とか「日中にひどく眠くなる」と感じているなら、医療機関の受診をお勧めする。

堀江の見解

睡眠時無呼吸症候群の対策はＱＯＬをも上げる。

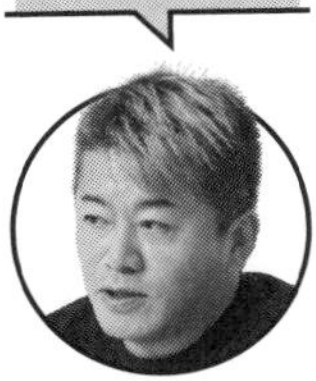

耳

こんな変化を感じていないか？

- 小さな電子音が聞こえにくい
- 人の名前をよく聞き間違う
- 大人数の会話が聞き取りにくい

話を伺った研究者

小《お》川《がわ》郁《かおる》

１９５５年生まれ。慶應義塾大学 名誉教授。博士（医学）。日本耳鼻咽喉科学会専門医、補聴器適合判定医、補聴器相談医。慶應義塾大学医学部耳鼻咽喉科 教授を退任後、２０２１年に耳鳴り、補聴器、聴覚障害に特化した「オトクリニック東京」を開設。現在も多くの難聴者や聴覚障害者と向き合い、治療にあたる。創薬研究を行う「オトリンク」代表取締役。

聴覚は30代から衰え始め
65歳以上になると
半数近くが
難聴者という現実。

微笑みの障害・難聴は認知症や鬱を進行させる。

「耳が聞こえにくくなる」のが難聴。日本の難聴者は年々増加していて、65歳以上では45%、およそ半数近くにもなる。長年耳を使うことによる機能低下が原因とされているが、果たして影響はそれだけなのだろうか。日本には**「年のせい」という言葉があり、不便でも諦めてしまう人が多い**ように思うが、難聴は音が聞こえにくくなるだけではない。慶應義塾大学名誉教授で耳鼻咽喉科学会専門医の小川郁医師に話を聞いた。

「聴覚は物音を聞くだけではありません。言葉を聞いたなら、**脳に伝え、言葉を理解して返事をする、というコミュニケーションに関わっています**。理解する段階で嬉しいとか、悲しいという情動反応が起きるなど、聴覚は複雑な精神活動に影響しているのです。高齢者が難聴になると、音だけでなく、思考や感情へのつながりが減り、鬱や認知症が進むという問題が指摘されています」（小川医師）

聴覚障害は〝微笑みの障害〟とも言われている。見た目では障害が気づかれにくく、相手の話を聞き取れなくても聞き返すことが気まずく、笑ってごまかしてしまうことがあるから、なのだという。

難聴の種類と原因

難聴は大きく2つに分類される。1つは、耳の外耳・中耳の障害によって音がうまく伝わらない「伝音難聴」。原因は、中耳炎、耳硬化症《じこうかしょう》、耳垢栓塞《じこうせんそく》（耳垢で耳が塞がれる）などだが、聴力改善手術という治療法がある。もう1つが、耳の奥にある内耳が原因で起こる「感音難聴」。急性と慢性とがあり、急性は突発性難聴、メニエール病、急性音響障害。慢性は騒音性難聴、加齢性難聴などがある。ここでは主に**「加齢性難聴」**について伝えていく。

加齢性難聴の原因となる内耳とは、カタツムリのような形をした、身体の中で最も硬い骨に守られた微細な器官だ。内耳の中には**音を感じる「有毛細胞」**が並んでいて、入ってきた音が進行波として脳に伝わっていく。老化によってこの〝毛〟が抜けたり、**有毛細胞自体が脱落したりすることによって発症するのが加齢性難聴**で、**今の医療では有効な治療法がない。**

加齢性難聴には**生活習慣病も大きく影響する。**たとえば糖尿病や脂質異常症は血液の粘度が増すため、血流がスムーズでなくなる。すると、内耳の障害が進みやすくなることがわかっている。

耳の老化は30代から始まっている

難聴は〝老人がなるもの〟というイメージを持たれがちだが、**聴力の低下は30代**

から始まるそうだ。高い周波数から聞き取りにくくなり、**両耳が左右対称に、同じように進行**する。個人差が非常に大きく、60代で補聴器が必要になる人もいるし、85歳でも補聴器なしで聞こえる人もいる。

「本来、耳は20〜2万ヘルツという、幅広い周波数域を聞き取る能力を持っています。**一般的な会話に必要なのは４０００ヘルツくらいまで**。ですから、２万ヘルツ領域が聞こえなくなっても日常生活に影響はないし、自覚はできません。**40〜50代になると４０００〜８０００ヘルツの音が聞き取りにくくなり、不便が出てきます**。たとえば電子体温計などの『ピッ』という電子音は４０００ヘルツ近辺ですね。それでも日常会話を聞き取るぶんには支障はないでしょう」（小川医師）

そして60代に入ると、会話にも支障が出てくる。

「言葉の子音が聞こえなくなってきます。たとえば『サトウさん』と『カトウさん』を聞き間違えるとか、呼ばれていないのに反応する、といったことが起きてきます。特に**雑音のなかでは子音が聞き取りにくい**ので、**多人数が参加する会議で会話が聞き取れないとか、話が噛み合わない**ということが出てくるでしょう。会話の相手は異変に気づくかもしれませんが、指摘はしにくいでしょうね」（小川医師）

これはなかなか怖い状況だ。仕事上の誤解や判断ミスにつながりかねない。間違いのない仕事をしたい、コミュニケーションでの問題を起こしたくないのなら、**〝聴力の維持〟についてもっと真剣に考えるべき**だろう。

日本では補聴器の使用率、満足度が低い

聞く機能が低下した場合の対応を小川医師に尋ねると、「耳に残存聴力があれば補聴器の使用になります。ただ、日本では、多くの方が医師による聴力低下の診断を受けていません。そのため、**補聴器の利用が望ましい難聴者の14％しか使っていない**というデータがある」と言う。

その、少ない補聴器利用者のうち、購入時に耳鼻咽喉科を受診した人は42％。そ

して、**補聴器使用者に対し日本と海外で実施した調査では、日本の満足度が際立って低い。**２０１８年の調査によると、**イギリス、フランス、ドイツは74〜82％の満足度なのに対し、日本は僅か38％**という結果だったそうだ。

しかしなぜ、日本人は補聴器を使おうとせず、さらに利用者の満足度も低いのか。

「装着時に目立つという〝見た目〟への拒否感、そして、補聴器が高価で、日本では購入に際しての**公的補助がほぼない**ことも要因でしょう。また、**メガネと同じように、つけさえすれば聞こえるだろうと、耳鼻咽喉科を受診せずに気軽に購入してしまう**のも大きな原因だと思います。補聴器で快適に聞こえるようになるためには、その人に合った**調整や訓練（リハビリテーション）が必要**ですが、そういう正確な情報がないままに販売されているのが現状です」（小川医師）

補聴器を購入しても正しく使えていないのでは、満足できる効果が得られないのは当然だ。

最先端の補聴器はマルチチャンネル対応

補聴器にはさまざまなデザインがあり、耳の中にすっぽり入って目立たないものや、耳の後ろ側にひっかけるタイプが人気らしい。

「1990年以降、補聴器のデジタル化が進んで小型化しました。マイクロフォンから入力された音響信号が電気信号に変換され、それを加工・増幅して再び音響信号として出力。出力された音響信号が中耳伝音系を経て内耳に到達する、というのが補聴器の仕組みです。さらにマルチチャンネル化によって、その方の**聴力に応じた詳細な調節が可能**で、聞き取りたい方向以外の音をカットする指向性の向上とノイズ抑制、ハウリング抑制など、機能も進歩しています。とはいえ、補聴器の装用で内耳の有毛細胞が正常な状態に戻るわけではなく、まばらな有毛細胞によって少ない情報を聴覚中枢に届けていることに変わりはありませんが、**自分に合わせて調節された補聴器を装着すれば、聞こえの満足度は格段に上がる**でしょう」（小川医師）

個々の症状やニーズに対応できるほど機能が進化しているからこそ、選び方と調整が重要なのだろう。

聴力の低下を感じる人に対して、耳の状態を診察し聴力検査を行い、**難聴の種類を診断する「補聴器相談医」**がいることも知っておきたい。補聴器相談医は日本耳鼻咽喉科頭頸部外科学会専門医から学会理事長が認定する資格。治せる難聴に対しては治療を行い、治せない難聴に対しては補聴器が必要かどうかを診断し、必要があれば専門の補聴器販売店と連携し、補聴器選びもサポートしてくれる存在だ。日本の耳鼻咽喉科医は1万人超、その約半数は補聴器相談医の資格も持っている。

補聴器の望ましい購入の仕方についても聞いた。「まず、40～50代のうちから、年に1度の健康診断を必ず受けて、異常があったら精密な聴力検査を受けること。受診は耳鼻咽喉科で。補聴器が必要かどうかの判断もしてもらえます」と小川医師。受診を考える医療機関に補聴器相談医がいるかどうかの確認も必要だ。

あまり知られていないが、**補聴器の購入費用は医療費控除も可能**。必要なのは、補聴器の購入を決めた段階で、補聴器相談医から**「補聴器適合に関する診療情報提供書」**を発行してもらうこと。そして**「認定補聴器専門店」**を紹介してもらう。

「認定補聴器専門店には認定補聴器技能者という準国家資格を持った専門家がいますから、補聴器の調整や慣れるまでのリハビリテーションを受けられます。このルートでの購入なら、自分に合った補聴器を購入でき、満足して使えると思います」（小川医師）

補聴器の価格はスタンダードなもので10万〜20万円。基本的に両耳に装着するので×2の計算となる。決して安いものではないからこそ、購入のプロセスが重要だ。自治体によっては購入補助の仕組みもあるそうなので、チェックしておきたい。

60歳を超えたら自発的に聴力検査を受けよう

小川医師が「ぜひ知っていただきたい」と話していたのが、60歳以上の聴力検査について。退職すると、当然だが就労時の健康診断の義務がなくなる。居住地域で行う年に1度の健診は受けられるが、そこに**聴力検査は含まれない。難聴が進み認知症リスクが高まる世代なのに、気づく機会がなくなってしまう**ことになる。

「**〝聞こえにくい〟ことをほったらかしにしない**こと。今後、健診の内容や制度が変わるまでは、自発的に人間ドックや個別の聴力検査を続けていただきたい」と小川医師。コミュニケーションの維持、認知症の予防のためにも、60歳を過ぎたら定期的な聴力検査を続けよう。

堀江の見解

長く働きたいなら〝聴力の維持〟にもっと目を向けるべき。

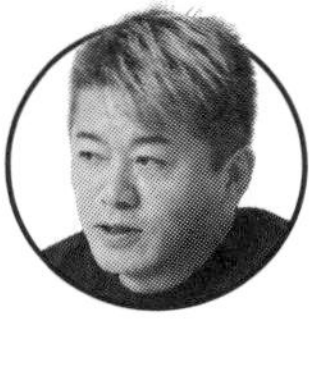

口腔

こんな変化を感じていないか？

- 歯を磨くと歯茎から出血する
- いつ歯医者に行ったか思い出せない
- 年を取ると歯は抜けるものだ

話を伺った研究者

石《いし》川《かわ》徹《とおる》

「石川歯科医院」院長。歯科医師。日本大学歯学部卒業後、都心の大規模歯科グループに勤務したのち、自由が丘にある石川歯科医院に2代目として勤務。その後、代が替わり、２０１２年より現職。２０２２年より予防医療普及協会顧問も務める。

歯科医院には歯が痛くなる前に行け。

自分で歯を磨けていると思う方が間違っている。

拘置所に入っていた30代の時、親知らずが虫歯になった。当然、すぐに歯医者に診てもらうことはできず、結局は悪化して抜くことになった。担当してくれたのが「石川歯科医院」の石川徹院長だ。それがきっかけで、歯について石川院長からいろいろ勉強させてもらっている。

最先端医療でも特別なことでもないけれど、**強く啓蒙したいのが、歯石クリーニングの重要性**。僕は石川院長のところでお世話になって以来、3ヵ月に1度は歯科医院での歯石クリーニングを続けている。昔に比べて口臭のある人は減ってきたから、定期的に行っている人はだいぶ増えてきたんだろうけど、歯の健康維持とか歯周病予防の話をしても理解してもらえない、話が嚙み合わないと感じる人はまだまだ多い。

石川院長は「早めに歯の異常に気づくには、定期的な歯石クリーニングが重要」だと話しているが、実際に歯科医院で歯石クリーニングをしている人の割合は、実感として2〜3割くらいだそうだ。地域差も大きく、歯が抜けてもそのまま年を重ねている人も見かける。

歯を失う原因は〝放置〟にある

「８０２０《ハチ・マル・ニイ・マル》運動」というのを知っているだろうか。１９８９年に厚生省（当時）と日本歯科医師会が提唱して始まった「80歳になっても自分の歯を20本以上保とう」という運動だ。もう30年以上前になるが、そのころは高齢になるにつれ歯が抜け、入れ歯にすることが普通だったのかもしれない。しかし20本以上の歯が残っていれば、硬い食品でもほぼ問題なく嚙めることが科学的に明らかになって「残存歯20

破折の例

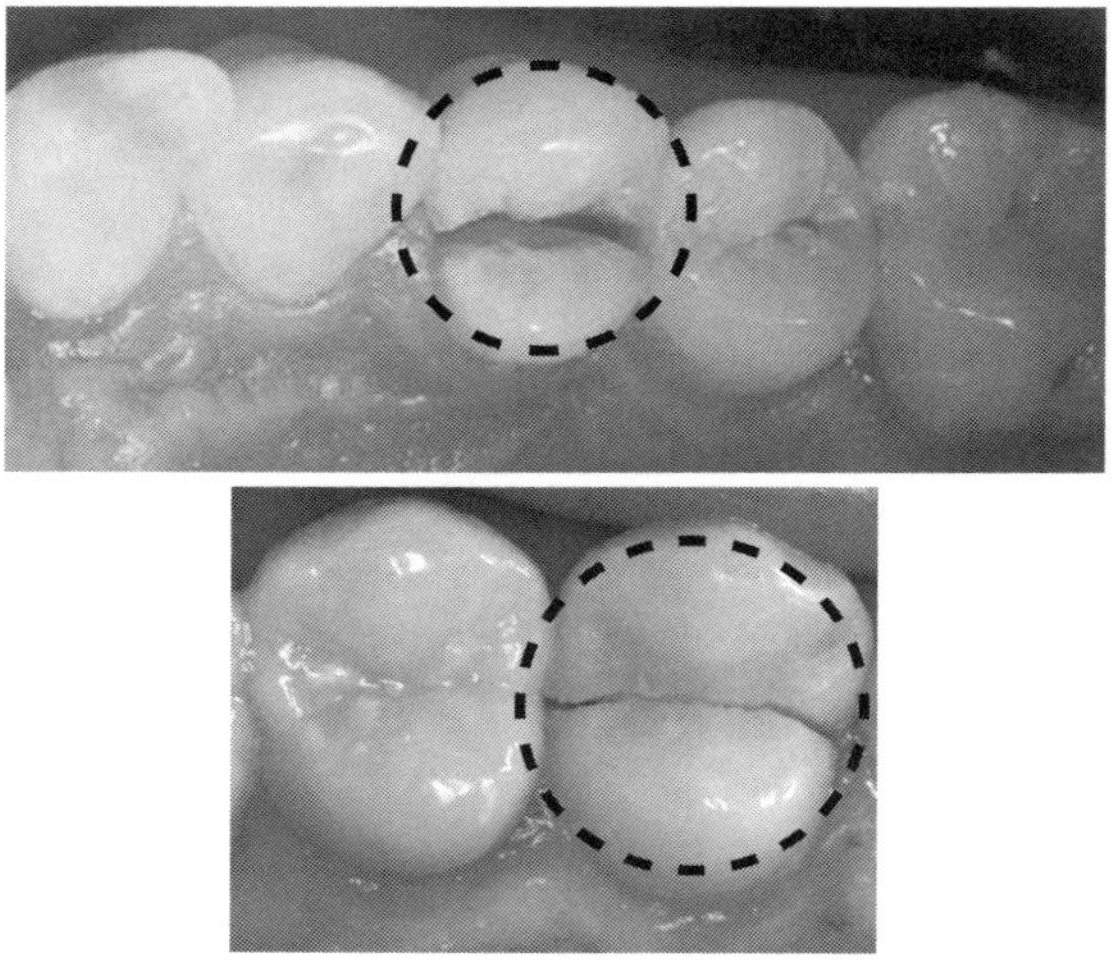

提供:石川歯科医院

本」の目標設定ができたようだ。厚生労働省が公表している2022年の8020達成者は51・6%。80歳以上の約半分は、20本以上の自分の歯を維持している。すでに**「年を取った歯が抜ける」というイメージは過去のもの**でしかないのだ。

では、歯を失う原因はなんだろう。厚生労働省の統計によると、最も多いのが歯周病。2番目が虫歯。これに関しては石川院長から解説を聞いた。

「2番目が『虫歯』となっています

が、治療現場の感覚で言えば、**虫歯だけで歯を抜くことはあまりありません。**虫歯は痛いし、日常生活に支障が出るので、皆さん受診するし治すんです。歯根まで朽ち果てるくらい放置しないと、抜歯には至りません。ところが虫歯になった歯にさらにヒビが入った場合、ヒビは痛みがないので放置され、結果、**歯が割れて抜歯に至る方が多い。**歯根の先まで割れるほどのひどい『破折《はせつ》』となると治療ができません。

歯周病も痛みがないため早期の自覚は難しい。ある日突然、歯がぐらぐらしたので驚いて受診、そして抜歯に至るというパターンが少なくない。つまり、歯を失う原因の背景には、**悪化するまで放置した**という例が多いのです」（石川院長）

ほとんどの人は歯が磨けていない

僕も歯が痛むまで放置した経験がある。大学生の時に虫歯が悪化して大学構内の病院に行ったら、歯根嚢胞《しこんのうほう》（歯根部に膿の袋ができる症状）だと診断されて、歯の磨き方を徹底指導された。汚れや歯垢《しこう》が赤く染まる薬を歯に塗られて、「赤いところがなくなるまで磨かないと治療しない」って。正しく歯が磨けるようになるまで1週間くらいかかり、やっと治療してもらえたのだ。

石川院長にその話をしたら**「ほとんどの人は歯が磨けていない」**のだという。その例として、歯磨き関連商品を手がけている大手メーカーの社員１２０人に行ったあるアンケートのことを教えてくれた。

その回答では、自分の歯磨きに「そこそこ自信がある人」と「あまり自信がない人」に実際に歯磨きをしてもらいチェックをしたところ、どちらのグループでも磨き残しの差はほとんどなく、しかも**完璧に磨けていた人はゼロ**だったそうだ。「セルフの歯磨きだけで完璧に汚れを取るのはほぼ不可能」だと石川院長は断言する。

「歯科医院でクリーニングをする場合、歯を傷つけず、細かい部分の汚れまでしっかり取るために特殊な道具を何種類も使います。それでも15分、汚れが多い場合は30分ほどかかる。プロの歯科衛生士や歯科医師でもそれだけ時間がかかるのに、一般の人が、市販の歯ブラシで2〜3分磨いて歯がきれいになると思う方が間違っているんです。エアコンのクリーニングみたいなもので、自力では歯の汚れは取り切れません」（石川院長）

歯ブラシの歯磨きだけで汚れは取り切れない。それは忘れないでおこう。

まず取り入れるべきは「歯間ブラシ」

歯科医院での定期的なクリーニングが必要なのは、歯周病菌の問題もある。歯周病菌は大きく分けて30種類ほどもあるが、嫌気性菌という酸素を嫌うタイプの細菌なので、**空気が届かない歯垢の中に入り込んで繁殖**する。基本的に歯垢や歯石がなければ増殖できないため、**歯垢・歯石の量×時間の経過で悪性度（毒性）の高い菌が増えていく**。だから、歯の歯垢、歯石をできる限り少なくして、長期間溜めないことが重要になる。とはいえ自力の歯磨きではどうしても磨き残しが出るから、**定期的なクリーニングでリセットする「プラークコントロール」が必須**となる。

「毎日の歯磨きには、歯ブラシだけでなく、歯間ブラシもぜひ使ってほしい。完璧にきれいにできなくても、歯の間に溜まる歯垢の量が確実に減りますし、掻き出す時に酸素にさらすこともできるから、毒性の強い菌の発生を遅らせることができます。これにはフロスよりも、歯間ブラシを使うのが効果的です」（石川院長）

僕が毎日の歯磨きで使っているのは、歯ブラシと歯間ブラシ、デンタルフロス。歯ブラシ自体にはあまりこだわっていなくて、電動歯ブラシなども使ってみたけど、結局はホテルのアメニティの歯ブラシでもいいと落ち着いた。**歯ブラシに凝るより、磨き方が肝心**だなと。この点は、石川院長も賛同してくれている。歯間ブラシを初めて使うと出血して驚くことがあると思うけど、歯間ブラシで**出血すること自体、歯茎が弱っているサイン**とも言える。力を入れすぎず、ブラシを動かして歯の間の歯垢を掃除することで、徐々に歯茎の状態が良くなって出血も減っていくのだ。しばらく続けてみればわかるだろう。

歯周病菌の毒性は全身に影響する

口腔内に棲む歯周病菌が全身へ悪影響を及ぼすことがわかったのは、近年のことだ。いわゆる〝悪玉〟に分類されている歯周病菌の９割くらいは、無意識に唾液と一緒に飲み込んでしまっているそうだが、強い酸性の胃液でほとんどは死滅する。しかし、一部の菌は生き残ってしまう。

「歯周病菌は歯茎から侵入し血管内に入り込めますし、胃液で死滅しなかった歯周病菌が腸壁から血管にも入ります。そのため**全身に運ばれて、悪影響を及ぼす**のです。**歯周病の人は心筋梗塞や脳梗塞のリスクが高い**ことがわかっていますし、**アルツハイマー型認知症と関係している**という報告もあります」（石川院長）

歯周病菌と健康、病気の関係は今後もさらに明らかになっていくだろう。全身の健康のため、病気になるリスクを下げるため、口腔内の歯周病菌は少ない方が良いことはすでに常識だ。

「経営者など責任ある立場の方々は総じて健康意識が高いので、歯石クリーニングの重要性を理解している人も珍しくありません。歯はきれいにしているのが普通、と捉える人が増えれば、歯石クリーニングも広がっていくと思いますし、そうあってほしい」と石川院長。僕も、**歯の健康は全身の健康にも関係する問題**だから、引き続き啓蒙活動をしていきたいと思っている。

歯石クリーニングの習慣が広がらない理由

そもそも、歯石クリーニングに行くことが〝常識〟にならないのはなぜか？

日々患者に接している石川院長は「歯科医院は、歯が痛んだら行くところだと考えている人が多いから」だと言う。さらに、治療費が3割で済む、日本の優れた国民健康保険制度もその要因だろう。欧米では日本と違って、個々で保険会社と契約するやり方が多く、しかも歯の治療費がものすごく高額。歯1本の治療費に20万〜30

万円かかる例もあるから、予防に力を入れることになるのは当然だ。

また、ドイツやデンマークでは歯石クリーニングをしていないと、治療に保険が適用されないことがあるとも聞いた。**自分でやれる予防策をしないヤツには保険は使わせない**ということだ。日本もそんなシステムになれば、皆がクリーニングに行くと思うのだが。

歯ブラシ＋歯間ブラシ＋デンタルフロスを使った日々の歯磨き、そして定期的な歯石クリーニングでプラークコントロールを行えば、虫歯や歯周病のみならず、重大な病も遠ざけられる。時間も費用も**比較的低コストで、大きな予防効果が得られる**だろう。

堀江の見解

歯石クリーニングは
行かなければならないと心得よう。

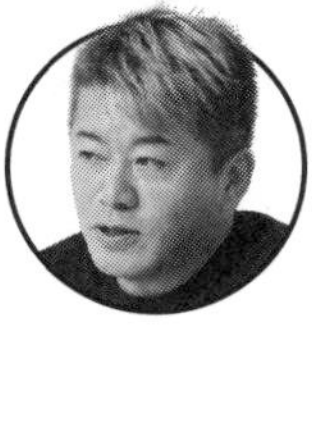

歯

こんな変化を感じていないか？

- ある日突然、歯が欠けた
- 鏡を見ると犬歯が尖っていないことに気づく
- 寝ている時の歯ぎしりがうるさいと自覚している

話を伺った研究者

石《いし》川《かわ》徹《とおる》

「石川歯科医院」院長。歯科医師。日本大学歯学部卒業後、都心の大規模歯科グループに勤務したのち、自由が丘にある石川歯科医院に２代目として勤務。その後、代が替わり、２０１２年より現職。２０２２年より予防医療普及協会顧問も務める。

寿命が延び続ける今、
歯は消耗品と認識すべき。
ある日バキッと歯が割れる
リスクが誰にでもある。

噛む力をコントロールし100歳まで歯を保て。

30代で親知らずが虫歯になり歯科医師の石川徹院長に治療していただいた話をしたけど、その時に驚いたのが、**健康に見えていた歯が「ヒビだらけ」**だと指摘されたこと。特殊なライトを当てて見るとわかるのだ。石川院長は「実は**20代でも、99%の人の歯に何かしらヒビが入っています。**顕微鏡で見ると、肉眼で見える10倍以上のヒビが見つかる」と話していた。しかも**歯の表面ではなく、厚みのある内側から入るらしく、**我々一般人が初期のヒビに気づくのはほぼ無理だろう。**そうして50代くらいになると、このヒビが原因で「歯が割れる」リスクが高まる**という。

ヒビとは〝隙間〟でもあるから、中に細菌が入り込むし炎症を起こすリスクもある。ヒビの初期段階で症状のない場合に歯科を受診すると経過観察になることが多いが、定期的な診察を受けずに放置しておくと、**虫歯・歯の痛み・歯茎の腫れや出血・歯の動揺（揺れ）、割れなどが現れる**ことになる。ヒビに気づかず「突然、歯が割れた！」と歯科に駆け込む人も増えているそうだ。そうそう、僕を石川院長に紹介してくれた人も、歯が割れてしまった人だ。

延び続ける寿命に歯は対応していない

ヒビに対する石川院長の嘆きを、僕は何度も聞かされた。

「多くの人が気にしている歯周病は、たとえ歯茎が腫れても歯石を取って、適切なケアをすれば治ります。虫歯も完全には戻らないにせよ、治せばものが噛めるようになる。でもヒビは、本当に治療が難しい。たとえば内部のヒビをなんとかしようと外側から削ると、さらにダメージが大きくなってしまう。だからほとんどの場合、歯の強度維持のためには治さない方が良いということになります」（石川院長）

歯の問題が40～50代から増えてくるのは、**延び続けている寿命に歯が対応できていない**ことが原因だろうと石川院長は言う。厚生労働省のデータによると、昭和初期の１９３６年までの統計では、日本人の寿命は男女とも50歳には届いていない。だから、虫歯と歯周病さえ防げばなんとか寿命まで歯の機能は維持できた。

しかし現代の日本人の寿命は男性が81・４１歳、女性が87・４５歳（２０２２年度高齢社会白書（概要版）内閣府より）。長く生きれば**寝ている時の食いしばりや歯ぎしりの回数も増えるので、歯もすり減るしヒビも入る。ある日突然、バキッと歯が欠けたり割れたりするリスク**が誰にでもあるのだ。「人類がこんなに長生きする予定がなかったから、歯にも、そこまでの耐久性がない」と石川院長。**人生１００年時代と言われる今、歯は消耗品**だと認識して、適切にケアすることが求められている。

犬歯の役割は〝ストッパー〟

僕も50代になり、石川院長が言う「歯が割れるリスクが高まる年齢」となった。

歯のヒビ、割れを防いで健康に保つためには、実は犬歯が重要で、歯の健康を見極めるバロメーターになるそうだ。ちなみに犬歯は糸切り歯とも呼ばれている。

「人の前歯の隣には犬歯があって、この歯の先端が尖っている理由は、糸を切るためじゃないんです。歯の噛み合わせを安定させ、奥歯をゴリゴリすり合わせて歯ぎしりができないように、ストッパーとして存在しています」（石川院長）

犬歯にそんな役割があったなんて、初めて聞いた。そして、犬歯がすり減って平らになっている症例写真を見せてくれた。

「歯をすり合わせる、**歯ぎしりをする癖があると、犬歯がすり減ります**。その結果、奥歯で歯ぎしりができるようになって、最終的に歯が割れてしまう。皆さん、歯が割れると『最後に食べた堅いおせんべいのせいで！』とかおっしゃるんですが、本当は**日頃の歯ぎしりの積み重ねによる疲労骨折のようなもの**です。歯はものすごく硬いから、通常、食べ物だけでは割れません。歯という硬いもの同士で食いしばっ

犬歯がすり減った症例

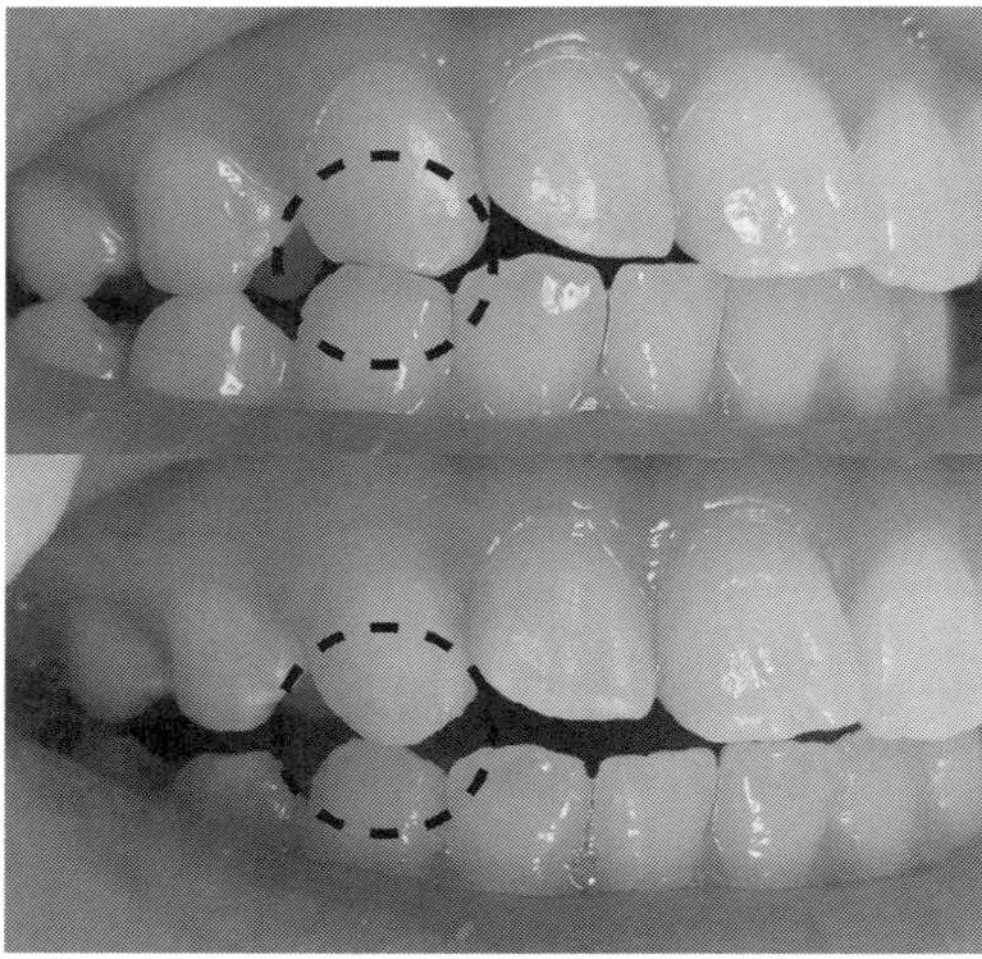

上は犬歯がすり減った状態、下はコンポジットレジンで犬歯の長さを補った治療後の写真　提供：石川歯科医院

た結果、割れてしまうんです。割れたら抜歯に至る可能性が非常に高い」（石川院長）

症例写真を見せられて、僕も親知らずを抜いた際は歯にヒビが入っていたし、犬歯もすり減っていたことを思い出した。

歯の割れを予防するには、**犬歯のストッパーとしての役割を維持する**ことが重要だ。そして、すり減った犬歯を復活させる治療法もある。

コンポジットレジンという、虫

歯治療でもよく使われているペースト状の歯科用樹脂を、必要な部分に埋めたり盛ったりして専用のＬＥＤ照射器で固める方法だ。犬歯の長さを補えば歯ぎしりがしにくくなって奥歯の摩擦は防げる。犬歯以外にも、ヒビが入ってすり減っている歯の先端に塗ることで、**ヒビの発生と広がりを抑止**することができるそうだ。歯は守れるし、時が経ってレジンが壊れたらまた足せばいい。**「犬歯に本来の長さが戻ると、口もとの印象も若くなる」**と石川院長は言う。

寝ている時に歯ぎしりをする癖があるなら、マウスピースを装着すればより安全だ。ちなみに、マウスピースを作ればついでにホワイトニングもできる。歯の健康を守るだけでなく、白さも手に入れられる。

歯ぎしりという睡眠中の破壊行為のほか、**起きている時に無意識に歯をすり合わせる癖にも要注意。**無意識だから自覚のない人もいるだろうし、大きな音を立てるわけじゃないから、〝ちょっとした癖〟程度で気にもしていない人が多いだろう。しかし、癖というのは塵も積もればなのである。石川院長が、想像がつきやすいよう、ざっくりと試算してくれた。

「街や電車で見かけるのは、スマートフォンを使っている時に歯をすり合わせている人。1時間のうち5分だったとしても、1日10時間ぶんなら5×10で50分。それを**1年間に換算すると約304時間**。昼間だけでも、こんなに歯をすり合わせているわけなんです。確認はしていないけど、ヒビも入っているでしょうね。歯磨きをしたり口臭ケアをしていても、**歯をすり合わせている限り、歯は薄くなったり短くなったりと、劣化し続ける**んです」（石川院長）

噛み締める力を減らすためのボトックス

歯の劣化を防ぐもう1つの方法として、石川院長から「堀江さんは噛む力が強いので、ボトックスを打ちましょう」という提案があった。ボトックスとは、**筋肉を動かす神経伝達物質のアセチルコリンの放出を抑える**働きがある、ボツリヌス薬剤を用いた注射のこと。顔面けいれんの治療などでは、30年以上前から使われている。

要するに筋肉の動きを弱めるので、20年ほど前からは「ボトックス注射」として表情ジワの改善・予防のために美容医療でも使われている。ちなみに僕はシワがあってもいいと思っているから、ボトックス注射の経験はない。

奥歯をすり合わせる際に使っているのは「咬筋《こうきん》」と呼ばれる筋肉で、歯ぎしりや食いしばりをすることは、すなわち**咬筋の筋トレをしちゃっている状態**だ。

「大きくなった咬筋が、睡眠中にものすごい力を爆発させて奥歯を噛み締め、すり合わせているんです。食事の咀嚼《そしゃく》のことだけを考えたら、本来、そこまでの力は必要ないので、顎の大きな筋肉は、凶器でしかないんです」（石川院長）

そこで石川院長は、**歯が割れるリスクが高い人には、咬筋の筋トレを防ぐボトックス注射も治療の1つ**としている。**咬筋の動きを抑え、食いしばりを緩める**ことで、筋肉のボリュームを小さくし、歯にかかる力を弱めようという治療には、副作用というか副効用があって、**顔の輪郭もすっきり**する。

「ボトックス注射の特徴は、少しずつ効果が減ること。効果は4〜9ヵ月くらい持続すると言われていますが、個人差もあるので、まずは1年に1回くらいのペースで様子を見るといいと思います。徐々に筋肉が小さくなっていくので、効果が現れてきたら、注射するペースを歯科医と相談してください。副作用は特にありません」（石川院長）

不安感のせいなのか、こういう治療に対して極端な想像をし、「筋肉が細くなりすぎて食べられなくなる」などと言う人もいるけれど、そんな例の報告はないそうだ。そもそも**小学生レベルの咬筋力があれば食事への影響はない**し、効果は期間限定だからいつでも止められるし、歯ぎしりの悪影響が出たらまた注射すればいい。

日本人の寿命が延びている今、**100歳まで自分の歯で生活できるかどうかで人生の快適さは大きく変わるはずだ。**そのためには虫歯や歯周病はもちろん、食いしばりのコントロールが必要になってくる。歯科を受診してヒビやすり減った歯をチェックし、犬歯の先端などを治す。睡眠時の歯ぎしりが疑われるなら、専用のマウスピースをする。そしてボトックス注射をする。この3つのアプローチが有効だ。

僕はボトックス注射をやってみて、何人かに「痩せた？」と聞かれたので、咬筋は細くなったのだと思う。ボトックスはついでに小顔になれるということも、教えてあげたい情報だ。

堀江の見解

犬歯が平らな人は歯ぎしりゴリゴリ系なので要注意。

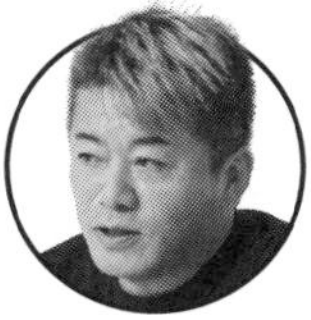

精力

こんな変化を感じていないか？

- 性欲がめっきり落ちた
- 疲れる、イライラｅｔｃ．
  これって男性更年期？
- この先も長く
  働き続けられるか不安…

話を伺った研究者

堀《ほり》江《え》重《しげ》郎《お》

１９６０年生まれ。順天堂大学医学部泌尿器科学講座 教授。博士（医学）。日米の医師免許を持ち、泌尿器科学、腎臓学などの研鑽を積む。学際的なアプローチを抗加齢医学、男性の健康医学に導入。日本初の「メンズヘルス外来」を立ち上げるなど、日本のメンズヘルス分野における第一人者として知られる。日本メンズヘルス医学会 理事長。

男性ホルモンである
テストステロン補充は
簡単だし欧米では一般的。
タイパもコスパもいい。

働き、闘い続けるにはテストステロンが必要だ。

「テストステロン」とは男性ホルモンの代表。13歳くらいから分泌が増えるためにヒゲが生えたり、声が太くなったりする第二次性徴が始まることは誰しも知っているだろう。しかし、**40代に入るころから分泌が減り、さまざまな症状を引き起こす可能性がある**ことは意外に知られていないようだ。かくいう僕も、知らないことが多くあったのが、順天堂大学の堀江重郎教授への取材だ。堀江教授は男性更年期の研究でもよく知られている。

テストステロン低下は働く意欲を下げる

前にも書いたけど、僕は毎年人間ドックを受けている。会社を作って独立したころ、当時の経営のパートナーから言われたのがきっかけで、そこからずっとだ。

堀江教授によると、一般的な人間ドックと、男性更年期やアンチエイジング医学の検査とでは内容が異なるそうだ。その違いは**「専門分野の検査項目が加わること。そして、検査結果を解析し説明する医師の専門性が異なること」**（堀江教授）。

男性のアクティビティについて重要な項目が**「テストステロン」と、テストステロンの合成や増加に関わる「亜鉛」と「ビタミンD」**で、ベーシックな健康診断には入っていない項目だ。僕もテストステロン値は測ったことがなかった。自分の身体に気を配る経営者には必要な検査だと堀江教授に指摘された。

そもそも、ホルモンとは何か？　ホルモンはごく僅かな量で身体のさまざまな機能の調節を行う情報伝達物質で、タンパク質のもととなるアミノ酸やコレステロールから作られる。男性ホルモンとも呼ばれるテストステロンは、男性においては主に精巣で、一部は副腎という小さい臓器でも作られている。堀江教授によると、男性ホルモンの働きには、**骨・筋肉の形成、筋力の維持、造血作用、性機能、動脈硬化の予防、脂質代謝への関わり**などがあり、その影響で現れる〝性質〟が3つあるという。

1つは**冒険。狩猟や旅、新しい物事へのチャレンジ。**

2つめは**仲間を作ること。**

3つめは**競争心。縄張り争いやゲーム、スポーツ、仕事も含まれる。**

これらの性質により、仲間は作るが他のグループと競うこともし、新たな仕事にチャレンジして達成感を得ようとする時には必要なホルモンだとわかる。

そのテストステロンの数値は個人差があって、年を取ってもそれほど変化のない人もいる半面、30~40代から減っていく人もいるそうだ。しかし、確実に影響が大きいのはストレス。特に社会的な変化によるものが大きいことが最近わかったと堀江教授は教えてくれた。

たとえば、退職や望まぬ配置転換、仕事の不調など。社会で自分が評価されたり、自分らしさを表現できていたり、**仕事が好調だという実感があるとテストステロンは分泌**されるが、**ストレスを感知すると、身体はテストステロンを分泌することをやめてしまう。**そしてテストステロンが減ると、意欲が低下したり人間関係がおっくうになったり、眠りが浅くなったりするなど心身への影響が現れる。これが健康リスクの増加にもつながり、**高血圧や糖尿病、がん等の病気にも関わってくる。**

男性更年期は「ＬＯＨ症候群」

「更年期」と聞くと女性のことだと思う人は多いだろう。女性更年期は「女性すべてが経験すること」だが、**男性の更年期障害は病気**として扱われている。それは**「ＬＯＨ症候群」**といい、テストステロン値が一定の値よりも低くなる状態で**「加齢性腺機能低下症」**という名前もついている。

代表的な症状は、**疲れやすい、発汗、ほてり、筋肉痛、肥満、頻尿、イライラ、鬱、集中力の低下**など。そう、テストステロンの数値が低すぎる状態を放っておいてはいけないのだ。年齢を言い訳にして放置すると、より深刻な病気につながりかねない。

日本ではなじみの薄いテストステロン補充

ＬＯＨ症候群の治療は泌尿器科など男性更年期を診る科のほか、アンチエイジング医療を行うクリニックで受けられるが、テストステロン補充療法や、薬物療法、エクササイズ、食事療法、マインドフルネス、リラクゼーション等さまざまな治療法がある。原因がテストステロンの減少なのだから、足りないものを与えるテストステロン補充療法が理にかなっていると思うのだが、**日本では男性に向けたテストステロン製剤が少ない**のだそうだ。

保険適用されるのは、なんと30年以上前に承認された筋肉注射剤しかなく、効果は数日程度で副作用も大きく、何より注射なので痛い。**海外ではテストステロンを補充するゲルや経口薬などがある**というのに。

なぜ日本では、テストステロン補充を目的とした薬が開発されないのか？

「日本では、ホルモンを補充するという考えがまだ一般的になっていないんです。不安を感じたり、危険意識を持ったりする方も少なくありません。また、定年退職という制度があり、**退職後は隠居して静かに暮らすという、ある意味〝枯れていく〟文化も背景にある**のだと思います。ですが、少子化や高齢化社会の状況を鑑みると、このままで良いわけはありません。ストレスによって早期にＬＯＨ症候群になることを防ぎ、健康寿命を延ばすためにも、治療に使える新しいテストステロンゲルを開発しました。ゲルのタイプで経皮吸収されやすく、副作用が少ないのが特徴です」（堀江教授）

テストステロン補充療法の効果は、**筋肉が増える、脂肪が減る、男性機能の回復、糖尿病リスクの低減、脂質異常症の改善**などがあり、臨床テストでの主観的な効果としては、**睡眠が深くなった、他者に左右されなくなった、不安感が減った**などがあるそうだ。もちろん個人差はあるが、少量でも効果が現れるのも特徴だという。

ストレスにやられるのではなく、バネとして闘う気力に変えられるようになれば仕事を続ける期間も長く延ばせそうだ。

テストステロン値は唾液でも測れる

ＬＯＨ症候群かどうかの診断はもちろん、テストステロンの数値を知りたい場合は血液検査で測定する。そのほか、簡易的な方法として、**唾液で測定する方法**もある。堀江教授によるとメリットの多い測定法だそうだ。

「**テストステロンの数値は環境や感情によっても変わる**ので、日によってかなり数値が変化することがわかっています。この検査が一般的に広まれば採血よりも気軽に、測定する場所も医療機関に限らず、スポーツジムなどでも可能になるでしょう。エクササイズの後など、こまめに測ることで自己管理もしやすくなると思います」（堀江教授）

ビジネスにおいても使えそうなデータが出ている。

「研究によって、**一番数値が低くなる時間帯が15時ごろ**だとわかりました。テストステロンは決断にも関わるホルモンなので、15時ごろは重要な意思決定は難しいかもしれません。スケジュールを組む際にも数値が参考になるでしょう」（堀江教授）

テストステロン療法について堀江教授から得る情報を聞くに、やる方が良いことばかり。しかし医療には必ずリスクがある。特に自費治療の場合はやれることの幅がかなり広くなるが、リスクの確認は必ずする。僕は、できうる限りのすべてを知った上で**メリットとリスクを天秤《てんびん》にかけ、やるかどうかを決めている。**

「テストステロン補充のリスクは非常に少ないです。ボディビルダーのように、一時的に大量投与する場合は注意しなくてはいけませんが、そうでない限りほとんどリスクはありません」と聞き、まずはテストステロン値を測ってみることにした。

ゲルを塗るだけで働く気力が上がる⁉

測定結果を聞くために、クリニックを再び受診して堀江教授の説明を受けた。堀江教授の所見はこうだった。

「総テストステロン値はあまり高くはありませんが、フリーテストステロン値は高いです。フリーテストステロンとは『遊離型テストステロン』とも呼ばれるもので、心身の症状との相関性も明らかになっています。我々はこの2つの数値を見て判断するのですが、良いパターンですね。血液のデータ自体も非常に良く、亜鉛の数値も十分で、食生活が良いことがわかります。ビタミンDもまあまあいいですが、サ

プリを少し足してもいいかもしれません」（堀江教授）

テストステロン補充が必要という結果ではなかったが、モニターとして試用させてもらうこととなった。堀江教授が開発に関わったテストステロンゲルである。**チューブ入りで皮膚に塗るだけ**なので使い方は簡単。基本的にはどこに塗ってもいいが、あまり毛が生えていないところがベターらしい。**「会社ではやる気が出ない」という人はテストステロン値が低い結果が多い**から、堀江教授はゲルの使用を勧めるそうだ。

「テストステロン補充に関して、ものすごくニーズがあるのがアメリカです。定年制度がないこともあるでしょうが、70歳を過ぎたお爺さんでも仕事をしているわけです。筋力が落ちて仕事に影響しないようにとか、93歳で会社の社長を続けているからという理由でテストステロン補充をしている。私が出会った高齢の方々は、皆、姿勢も話し方もとてもピシッとされていました」（堀江教授）

こんなに簡単に使える薬があるのに、**テストステロン減少が原因とも知らず、さまざまな症状に耐えている人がいるのが日本の現状**なのだ。

なぜ閉経後の女性は元気なのか？

テストステロンは男性ホルモンの代表と伝えたけれど、女性も副腎や卵巣から男性の5〜10％程度分泌されている。堀江教授から「なるほど」と思う話を聞いた。

女性は50歳前後の更年期に女性ホルモンの分泌量が急激に低下するため、閉経後はテストステロンの分泌量の割合の方が高くなるそうだ。そのころ、同世代の男性はテストステロン値が下がってくるため、女性の方がものすごく元気でアクティブだと感じるという。**男も女もお互いに「昔と違う、性格が変わった」と思うのは、テストステロンの変化の影響**もあるのだろう。

なぜテストステロンの分泌が低下するのか。そもそも老化としてプログラミングされているのか。その答えはまだ得られてはいないが、ごく少量分泌されるホルモンというタンパク質に、身体や精神までも左右されていると思うと滑稽にも感じる。

要するに**社会生活をする上で、テストステロンは重要**だということだ。

ちなみに、僕はテストステロンゲルの試用は続けていない。理由は、検査の結果、テストステロンの数値はそれほど低くなかったし、ＬＯＨ症候群の症状にも当てはまらなかったから。ちゃんと血液検査をして自分の数値を把握することで、必要な治療がわかるし、やめ時の判断もできるのだ。

堀江の見解

テストステロンの数値は測って損なし。

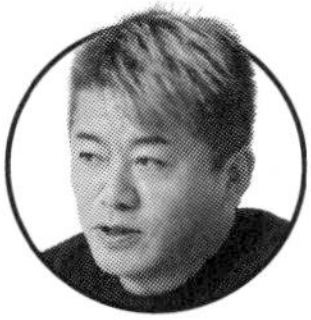

column

美容

メンテナンス感覚で肌の老化をやっつける。

「見た目は関係ない」と言う人はけっこういるが、**「若い」と言われれば嬉しい**ものだ。嬉しさはポジティブフィードバックになる。気持ちの問題って大きいから、**見た目のアンチエイジングは大事**だと思っている。

肌の3大老化現象といえば、シミ、シワ、たるみと言われているが、僕ぐらいの年齢だとシワはそれほどマイナスではなく、むしろプラスに働くこともある。でもシミは絶対に良くない。汚い印象を与える可能性があるからだ。人に会う機会が多い職業なら特に、好印象を持たれる方がいい。僕は定期的にクリニックに行って、**レーザーでシミを取ってもらう**が、それほど面倒でも難しいことでもない。

もう1つ、受けているのがたるみを改善する「ＨＩＦＵ《ハイフ》」だ。

ＨＩＦＵは超音波を1点に集束させ（高密度焦点式超音波）、肌表面にダメージを与えず、肌の内部だけに熱損傷を起こさせる照射治療だ。虫眼鏡で光を集めて紙を燃やすという、あの原理。皮膚も筋膜もタンパク質だから、60度以上に熱せられると組織に凝固作用が起きて収縮する。リフトアップとか、きゅっと引き締まる感じだ。僕はたるんでいる意識はなかったが、たまたまプロモーションで受けて、それを知らない人たちから「顔が小さくなった」とか「きれいになった」と言われたので、ＨＩＦＵは効くと感じた。**40代くらいからは、気になるシミは取り、ＨＩＦＵをしておけば、肌老化への有効的な予防**になると思う。

話は変わるが、サプリメントとしては**2017年頃からNMNをずっと摂っている。**NMNは体内でNAD（ニコチンアミド アデニン ジヌクレオチド）という補酵素に変換されて、長寿遺伝子と呼ばれるサーチュインを活性化するとされている。NMNができてから10年くらいだし、抗老化作用があるのか、長期的な影響や効果はまだわからないが、理論には納得して続けている。

予防医療として身体の足りない機能を補うために、自費診療で薬を服用することもある。

美容診療は医師がいる信頼できるクリニックでやること。**サプリメントや予防のための薬は、リスクとベネフィットを比較して納得できるものを選ぶ**こと。これが僕のルールだ。

第3章

無駄死に
しない
知識を持て

脳

こんな変化を感じていないか？

- ✔ 運動習慣や夢中になれる趣味がない
- ✔ 脳ドックを受けたことがない
- ✔ 最近、活動的に行動することが減った

話を伺った研究者

村《むら》上《かみ》友《ゆう》太《た》

１９８４年生まれ。「東京予防クリニック」院長。博士（医学）。日本脳神経外科学会専門医、日本抗加齢医学専門医。福島県立医科大学大学院博士課程修了後、同大学医学部脳神経外科学講座 助教、青森新都市病院脳神経外科医長を経て２０２２年より現職。脳神経疾患、生活習慣病などの治療・予防に力を入れている。

情報を取り込む機能を
衰えさせるな。
それが脳トレになる。

人間の最後の病・認知症に立ち向かえ。

認知症と関わる脳機能の低下は、がんなどの大病を克服した後にも現れる〝最後の病〟とも言われていて、発症の原因や治療法はいまだ研究の途上。だからこそ、専門医のもとで予防医療を受ける意味は大きい。脳神経外科学会専門医で、認知症についての研究を続ける「東京予防クリニック」院長の村上友太医師に脳機能、認知症についての最新知見を尋ねた。

認知症の原因？　アミロイドベータ仮説とは

認知症とは、何らかの脳の病気や障害などによって、記憶や判断などを行う脳機能（認知機能）が持続的に低下し、日常生活や社会生活がうまく行えなくなった病的な状態のこと。認知症には多くの種類があるが、「アルツハイマー型認知症」「血管性認知症」「レビー小体型認知症」「前頭側頭型認知症」が代表的で、なかでも**「アルツハイマー型認知症」が認知症の原因の過半数**を占める。

「認知症は根本的な原因が解明されていないため、治療法が確立されていません。現状は**発症を防ぐことと、予防することが重要**とされています」（村上医師）

現在、医学会で主流となっているのは、「認知症は**脳内の異常タンパク質であるアミロイドベータの増加が原因**」とする**アミロイドベータ仮説**だ。

脳細胞内で不要になったタンパク質は、酵素でバラバラに分解されてペプチドとなり、リンパ管経由などで排泄される仕組みがある。しかし、何らかの原因で分解が異常になり、構造がおかしくなったのがアミロイドベータというタンパク質。これが排泄されず、ゴミとして細胞内に溜まるために脳細胞が死滅していく、というのが認知症のアミロイドベータ仮説だ。このプロセスの一部を阻害するための薬や、臨床試験中の薬が各国で研究・開発されている。

とはいえ、**アミロイドベータができる原因は解明されていない**し、アミロイドベータ仮説では説明できないものもある。

「最近の研究では、さまざまな原因により起きた脳の炎症が神経細胞死に至った結果だという見解もあります。また、**神経細胞を保護している構造体で、神経信号の伝達に重要な役割をするミエリンの損傷**や、**脳動脈硬化による慢性の脳血流低下の関与**など、さまざまな発病原因が考えられているので、専門家の間で議論が続いています」（村上医師）

もう1つ、認知症の原因として解明されているのが**歯周病菌**だ。歯周病菌は口腔粘膜から毛細血管に入り込むことがわかっていて、全身に悪影響を与えるとされる。炎症を起こしたり体内のタンパク質を変性させたりするので、脳卒中や認知症の原因になると言われているのだ。

認知症は何年もかけて進行する病気なので、薬の開発に関しても、5年、10年と継続して試験経過を見ていくことが必要になる。しかしようやく、**日本とアメリカの製薬会社が共同開発した新薬「レカネマブ」**(*)がアメリカでの経過観察を経て、日本での製造販売が承認された。このことは大きなニュースになったが、**レカネマブに認知症を根本的に治す効果は認められておらず、**治療薬や治療法の研究は今後も続いていくだろう。

＊レカネマブ（商品名レケンビ）…日本の製薬大手エーザイと米製薬企業バイオジエンが開発した、アルツハイマー型認知症の新薬。２０２３年9月25日、厚生労働省はこの製造販売を承認。脳内に蓄積して認知症の原因となる異常タンパク質「アミロイドベータ」を脳内から除去する働きで、認知症の進行を抑える効果が認められ、臨床試験では、認知症の進行を抑制することと、認知機能と日常生活機能の低下を遅らせることが実証された。製品の効果・効能は「アル

ツハイマー病による軽度認知障害及び軽度の認知症の進行抑制」で、用法は点滴による静脈注射。２０２３年12月に薬価の審議を経て、保険診療で使えるようになった。

新しい治療法の可能性と脳脊髄液

脳の機能低下の原因解明や治療法の研究は近年活発になっていて、村上医師は「脳脊髄液《のうせきずいえき》」の研究も行っていたそうだ。

脳脊髄液とは、脳と脊髄（背骨の中にある太い神経束）を包んでいる硬膜《こうまく》との間を満たしている無色透明の液体のことで、脳の中心部で血液をろ過することによって作られる。そして、脊髄を通って背骨の一番下の仙骨まで運ばれ、脊髄を通って脳に戻っていく。この**脳脊髄液に関する研究が、この15〜20年くらいで盛んになっている**と村上医師は言う。

「脳の周囲にある脳脊髄液の働きはわかっていないことも多いのですが、脳の細胞と細胞の間にある間質液は脳脊髄液に移行するのか？　脳の老廃物が脳脊髄液に排出されてリンパ管へ流れるルートがあるのか？　など、**〝脳に溜まったゴミ〟を脳脊髄液経由で排出**できないかと考えています。私が大学で研究していたのは、脳脊髄液に含まれるタンパク質の解析です。もしも〝ゴミ関連のタンパク質〟が見つかれば、脳脊髄液は脳の老廃物の排出ルートだと考えられますし、新しい治療法ができるかもしれません」（村上医師）

脳脊髄液は〝脳のゴミの収集ルート〟かもしれない。だとしたら、何らかの不具合によってゴミが排出されないと認知症の一因になるという、新たな原因の解明につながるだろう。

脳脊髄液を調べるためにはどこから採るのかを聞くと「血管からは採れないので、腰の背骨の間に太い針を刺して採取します」という。これは、できればやりたくない、痛いやつだ。アルツハイマー型認知症の診断をするには、脳脊髄液中の（認知症の原因物質とされる）タウタンパク質の濃度測定が必要なので、背骨からの髄液採取は一般的に行われているらしいが、村上医師から朗報を聞いた。

「血中にも微量ながら脳脊髄液が入っていることがわかり、数年前に**血液検査で認知症を診断できる検査技術**が京都府立医科大学で確立され、広まりつつあります」

とのこと。血液検査でタウタンパク質の量がわかるというのは、検査時の患者の痛みが減ることでもあり、良いことだと思う。そして、血中に脳脊髄液が微量でも入っているなら、村上医師の言う「脳脊髄液による、脳内のゴミ排出ルート」は〝ある〟のではないだろうか。今後の研究に期待したい。

日常をアクティブに過ごすことが最大の予防策

認知症は、アクティブな人はなりにくいと言われている。

「運動習慣があるとか、ハマっていることがあるとか、**知的好奇心が強い人は発症しにくい**とされています。医学的に説明すると、**複雑な視覚刺激を処理する役割を**

する頭頂側頭葉の萎縮が抑制されるからです。僕は将棋が長年の趣味なのですが、将棋で盤面を瞬時に把握する時に使う場所でもあります。何かを集中して行うことは、脳への良い刺激になると考えられているのです」（村上医師）

さらに村上医師は「認知症の予防として日常に取り入れるなら、**まずは運動をすること**」と断言する。**脳の萎縮や神経細胞の死滅には脳血流の減少が大きく関わる**ため、運動によって**血行を促進することで認知症の発症リスクを下げ、動脈硬化も防げる**そうだ。

感覚器の機能低下を見過ごすな

アクティブでい続けられるかどうかは、**目や耳などから情報を取り込む機能の状態**も大きく関わるだろう。たとえば視覚情報なら、65歳以上の約半数は白内障だというデータがある。白内障になるとすりガラス越しに物を見ている状態になり、視覚から得られる情報は必然的に落ちるはずだ。村上医師も「情報のインプット、アウトプットは脳にとって重要ですが、視覚や嗅覚、聴覚など**感覚器の機能が低下すると、認知機能や脳機能は落ちていきます**」と指摘する。

何度も言っているが「年だから仕方ない」と受け止めて放置せず、**感覚器のレベルを高く保つことができれば、脳神経を活性化させる**ことが可能だ。当たり前の話なのだが、それがすなわち、認知症の予防につながる。

最後に、村上医師が、脳神経外科専門医ならではのアドバイスをしてくれた。

「頭部の病気は、症状がわかりやすいものと、わかりづらく、知らないうちに進行してしまうものがあります。たとえば、手足の動きが悪くなると自分も周囲も気づきやすいけれど、対人コミュニケーションが少ない人は、**会話の機能障害が現れる脳の部位が傷んでいても気づきにくい**ものです。

脳は解明されていないことが多いからこそ、日々意識を高く持ち、メンテナンスをすることが大切だと思います。そして自身の現状を知るために**脳ドックを受けて**

いただきたい。1回で終わらせるのではなく、**検査を定期的に行って画像の経時的変化を見る**ことがとても大切です。異変に早く気づくこともできます」（村上医師）

（特発性）正常圧水頭症や慢性硬膜下血腫のように、**手術によって認知症の症状が改善する病気もある。**これらの疾患は認知症全体の5〜10％程度とも言われていて、決して稀《まれ》な病気ではない。専門医の診断を受けることは、やはり重要だ。

堀江の見解

アクティブに動ける身体と脳の定期チェックで認知症を防ぐ。

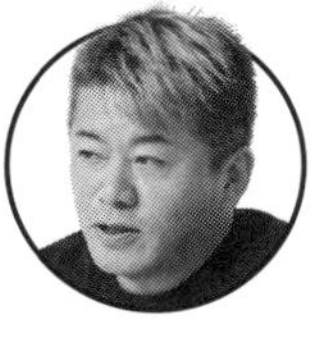

僕は毎年、脳の検査をしていて、村上医師が言うように、異変を早く見つけることで、大事《おおごと》になるのを防いでいる。血流は川の流れと同じく、淀んでいるところが弱点になる。切れたり詰まったりすると命にも関わるのだから、脳の観察はずっと続けていこうと思っている。

腎臓

こんな考えを持っていないか？

- ✔尿を作る以外、腎臓が何をしているのか知らない
- ✔健診で腎機能低下を指摘されたが問題ないはず
- ✔食事や添加物に無頓着である

話を伺った研究者

黒《くろ》尾《お》誠《まこと》

１９６０年生まれ。自治医科大学分子病態治療研究センター抗加齢医学研究部 教授。博士（医学）。東京大学医学部医学科卒業。テキサス大学サウスウエスタンメディカルセンター病理学の教授を経て現職。１９９７年に余分なリンを腎臓から排出させる老化抑制遺伝子「クロトー」発見。著書『腎臓が寿命を決める』（幻冬舎）は９万５０００部のベストセラーに。

40代から機能低下する
腎臓と、細胞毒と
なりうるリンが
早老化の原因となる。

過剰なリンから腎臓を守れ。

尿を作る臓器である腎臓と、骨や歯を形成するミネラルの一種であるリン。両者が老化に深く関わっていることが近年明らかになったのをご存知だろうか？　その仕組みを解明した自治医科大学の黒尾誠教授に詳しい話を聞いた。

過剰なリンと弱った腎臓が老化を加速させる

黒尾教授は、１９９１年にあるきっかけで腎臓の研究を開始したそうだ。

「実験用マウスの遺伝子操作をしていた際、誤って遺伝子の一部を壊してしまい、突然変異の遺伝子欠損マウスができたんです。毛が薄く、背中が曲がり筋力も弱く、雄雌ともに不妊で動脈硬化と心肥大、骨粗しょう症などの症状があって、健常なマウスより早く死んでしまう。老化が加速している状態でした。もしかしたら、私が**〝老化抑制遺伝子〟を壊した**ためではないかと考えて、その遺伝子を探し始めたんです」（黒尾教授）

偶然から研究をスタートさせた6年後の１９９７年、黒尾教授は老化を抑制する遺伝子を世界で初めて発見。**「クロトー（Klotho）遺伝子」**と名づけられた。その由来はギリシャ神話の「生命の糸を紡ぐ女神」の名前だという。

クロトー遺伝子は体内のリン（元素記号Ｐ）の恒常性維持のために、重要な役割を果たしていることがわかった。リンは**生命の維持に必須の六大元素の1つ**で、骨（リン酸カルシウム）、細胞膜（リン脂質）、遺伝子のＤＮＡ、細胞のエネルギーとなるＡＴＰを構成している成分だ。特に珍しい栄養素ではなく、肉や魚介類などに多く含まれているので、我々は普段の食事からリンを摂取している。

身体がリンの摂取を感知すると、骨細胞が**「FGF23（線維芽細胞増殖因子23）」というホルモンを分泌**する。ＦＧＦ23は血中を流れて腎臓に届き、受容体と結合して「リンを排泄せよ」という指令を届ける。クロトー遺伝子は、この受容体の役割をしていて、ＦＧＦ23からの指令を受け取る。

身体に入ってきた成分は、なんであれ過不足のない状態に保たれることが重要。リンの場合は過剰に摂取されたぶんが尿中に排泄される。**身体にリンが溜まりすぎないようにするシステムを腎臓が担っている**のだ。

遺伝子欠損マウスにはクロトー遺伝子がなく、「リンを排泄せよ」という指令が受け取れない。よって、不要なリンが排泄されず、体内に溜まってしまう。過剰なリンが老化に関係するかどうか、エサに含まれるリンの量を変えて食べさせてみたところ、０・１％以下にすると遺伝子欠損マウスの老化症状が消えて寿命も延びたという結果が得られた。つまり、**過剰なリンが老化を加速させる**と解明されたのだ。

リンはなぜ身体に悪いのだろう？「たとえば、細胞の培養液にリンを加えると細胞が死滅します。高濃度のリンは細胞毒となるのです。過剰なリンを尿中に排泄すれば血中のリン濃度はあまり上昇しませんが、一方で、尿を作っている腎臓だけは常に高濃度のリンにさらされることになります。なので、ダメージを受けやすいのです」と黒尾教授。**過剰なリンは、腎臓を傷める**のだ。

40代から機能低下する腎臓

ここで腎臓の構造を確認しておこう。腎臓は腰の上あたり、背骨を挟んで左右に1個ずつあり、**血管と尿細管で構成される「ネフロン」**という構造物の集合体だ。ネフロンは血液をろ過するフィルターの役目をしていて、水や電解質などサイズの小さなものをろ過して「原尿」を作り、その原尿が尿細管を流れるうちに、**必要な成分が必要量だけ再吸収されて血管に戻される**。そして、**不要とされたものは、尿として膀胱に溜まっていく。**

リンを過剰に摂ると原尿中にリンが多く排泄され、リン酸カルシウムの結晶ができる。これは針状結晶《しんじょうけっしょう》のため、尿細管を傷つけることもあるそうだ。尿細管の障害によってネフロンの数も減り、フィルター機能が低下するため、リンが排出しにくくなる、という悪循環が起きる。もちろん「**加齢によっても腎臓の老化は進む**」と黒尾教授は言う。

「ろ過機能の主役であるネフロンは加齢とともに減少し、60~70代になると、その数は**20代の約半数**になるとされています。50代以降で糖尿病や高血圧などの、腎臓に合併症をきたす生活習慣病を発症すると、ネフロンの減少はさらに加速し、一定レベルより減ると慢性腎臓病と診断されます」（黒尾教授）

腎臓病は今や成人の8人に1人が患う〝国民病〟だ。初期は無症状だが進行すると腎不全となり、身体に不要な成分の排泄ができなくなる。そのため腎移植や人工透析が必要になってしまう。**人工透析の患者の症状は、前述したクロトー欠損マウスと非常によく似ている**そうだ。

加齢による腎機能低下で尿中にリンを排泄する機能が衰え、血中リン濃度が上昇し、血中に溶けきらなくなって結晶化したリン酸カルシウムが血管を通って全身を巡り、さまざまな老化症状が進行する。腎臓と老化は、これほどまでに密接に関わっているのだ。**「過剰なリンを排泄せよ」という指令を腎臓に届ける伝達ホルモンであるＦＧＦ23の働きが重要**であることは容易に想像がつく。黒尾教授から「自由診療であれば血液検査でＦＧＦ23の数値を測定し、腎臓のネフロンの数に対してリンを摂りすぎていないかを知ることはできます」と聞き、検査を受けることにした。

健康バロメーターの新基準「ＦＧＦ23」

　ＦＧＦ23検査の結果を黒尾教授に見てもらったところ「堀江さんのＦＧＦ23の数値は45・8pg／mℓ（ピコグラム・パー・ミリリットル）で、正常範囲内でちょっと高め、といったところですね。私たちの研究によれば、**ＦＧＦ23が53を超えるとリンを摂りすぎている傾向**で、〝このままだと腎機能が低下して人工透析の確率が上がりますよ〟という黄信号となります。堀江さんの年齢で言えば、ネフロン数は20歳のころより2～3割減っているはず」と説明を受けた。

僕は定期的にクレアチニン（筋肉を動かした後にできる老廃物）も測っているので、最新の記録も見ていただいた。さらに食生活についても尋ねられ、「若いころと変わっていない」と答えたところ、「それでこの数値なら、腎臓のネフロンの数に対してリンの摂りすぎはない、と言えます。尿中のリンとクレアチニンから計算する、推定原尿中リン濃度もそんなに高くありません」とのことだった。

ちなみに、**ネフロンの数は出生時の体重（1975年は平均3200g、現在は平均3000g）と相関性がある**のだそうだ。僕は3600gだったので、平均値よりネフロンが多いのだろうと聞き、ラッキーだと思った。

細胞毒・リンにやられないためにできること

ＦＧＦ23の値について、**45歳以上の4分の1は〝リンの摂りすぎ〟**となる53を超えているという研究調査もあるそうだが、リンの摂りすぎを防ぐために、日常生活に取り入れるべき対策を黒尾教授に聞いたところ「食事と運動」が挙がった。

まずは運動。加齢とともに骨量が減るというのは常識だが、それは、**自分の骨に蓄えられたリンが溶け出して血中に流入**していくことでもある。骨密度の減少を指摘された人やＦＧＦ23が53以上の人は、**骨量を減らさないため、リンの血中量を増やさないために運動療法を取り入れるのは有効**だ。そして何より、**食事でのリン摂取**に気をつけることで、腎臓の機能低下や老化の加速を防ぐことができるという。

リンを多く含むのは、乳製品、赤身肉、小魚、ナッツ類、レバーなど。食品中のリン含有量はタンパク質含有量に比例するため、リン摂取を減らそうとすると**低タンパク食にする必要があり、栄養不足に陥りやすくなる。**これには注意が必要だ。タンパク質を減らさずにリンを減らすには、**タンパク源を動物性食品から植物性食品に切り替える**のが有効。たとえば、大豆に含まれるリンは、肉に含まれるリンよりも体内吸収率が低い。

注目すべきは、**食品添加物に含まれるリン（リン酸塩）**だ。リン酸塩は無機リンなので、ほぼ**100％、体内に吸収**されてしまう。加工食品を購入する際は原材料のラベルチェックを習慣にするといいだろう。食品添加物のすべてが悪いわけではないので、知識を持つことが必要だ。

「食品添加物は私たちの食生活を安全で豊かなものにしてくれる面がありますし、防腐剤がなければ食中毒のリスクは上がります。ただ、**FGF23が53を超えたら、少しずつ控える意識を持つ方が腎臓にとっては良い**でしょう」（黒尾教授）

どこでどの程度の線引きをするかは、ライフスタイルにもよるだろうし、食品摂取の影響などは個体差がある。リンの問題を聞き、そろそろ個々に応じた治療の提案ができるようになるといいと思う、と話したら黒尾教授も共感してくれた。

「私も、目指しているのは**パーソナライズドメディスン（個別化医療）**です。研究しているのは腎臓という限られた分野ですが、FGF23の値なりを見て、その人にリン制限が必要なのか、必要ならどの程度で十分なのか、何を目標に制限を調節すべきか、その人に効く薬がどれかなど、**個人に応じた対応をすべき**と考えています。パーソナルな対応のためには指標が必要で、**ＦＧＦ23は腎機能を保つ個別化医療を可能にする指標**です。腎不全による人工透析の患者さんは日本では33万人と言われていますが、個人に合わせたリンのコントロールで、腎臓の機能を長く維持できるようになれば、**人工透析の患者数を減らすことができる**と思います」（黒尾教授）

現在は自費で一部のクリニックでしか受けられないＦＧＦ23の検査が保険適用になって、誰もが健康診断で数値がわかるようになることを願いたい。

堀江の見解

ＦＧＦ23の数値測定は1日も早く保険適用になるべき。

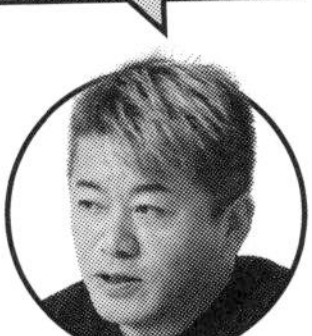

大腸

こんな考えを持っていないか？

- 忙しくてがん検診に行けない
- 便潜血検査で引っかかっても「痔」だと思う
- 大腸の内視鏡検査は大変そうだ

話を伺った研究者

松《まつ》田《だ》尚《たか》久《ひさ》

１９６９年生まれ。東邦大学医療センター大森病院消化器センター内科 センター長、消化器内科 主任教授。博士（医学）。国立研究開発法人国立がん研究センター中央病院 検診センター長を経て２０２３年より現職。専門領域は大腸がん検診、内視鏡診断・治療。日本消化器内視鏡学会社団評議員も務める。

早期発見の5年生存率は
9割を超える大腸がん。
大腸の内視鏡検査は
全員が受けるべき。

助かる大腸がんで年間5万人が死んでいる。

大腸がんに対して、僕は言いたいことがたくさんある。

まず現状を見てみよう。国立がん研究センターがん情報サービスのデータによると、２０２１年における日本の部位別のがん死亡数で、大腸がんは男性では肺がんに次いで２位、女性は１位となっている。２０２１年の統計では、**年間5万2000人を超える方が命を落としている**疾患だが、早期発見でステージ１の場合の**5年生存率は90%を超える〝助かるがん〟**でもある。

５年ほど前、同い年の友人が大腸がん検診を受けた。自覚症状はなかったが、検診のキャンペーンをやっていたので「いいきっかけ」くらいな感じで。そうしたら便潜血検査(*)で陽性が出て精密検査になり、内視鏡検査でステージ3の可能性もある大腸がんが見つかった。それで腹腔鏡手術を受けたら深くは広がっていないことがわかり、結局はステージ1の早期がんという診断で、今でも元気にしている。

そんな経験もあり、**大腸の内視鏡検査は皆が受けるべき**だと思っているのだが、日本ではまったく普及していない。なぜ助かる確率の高い大腸がんで、いまだ年間5万人も命を落としているのか。この問題を解決したくて、内視鏡診断・治療を専門とし、大腸がん検診の普及に努める東邦大学の松田尚久教授に現状を聞いた。

大腸がんは〝予防と検診〟がものを言う

がんは進行度合いによって5段階に分けられる。大腸がんの場合、「ステージ1の5年生存率は90%を超える」ということはすでに伝えたが、進行の状態と生存率について、松田教授が教えてくれた。

*便潜血検査…2日分の便で便に血液が混じってないかを調べる検査。混じっている場合は陽性になる。

部位別がん死亡数

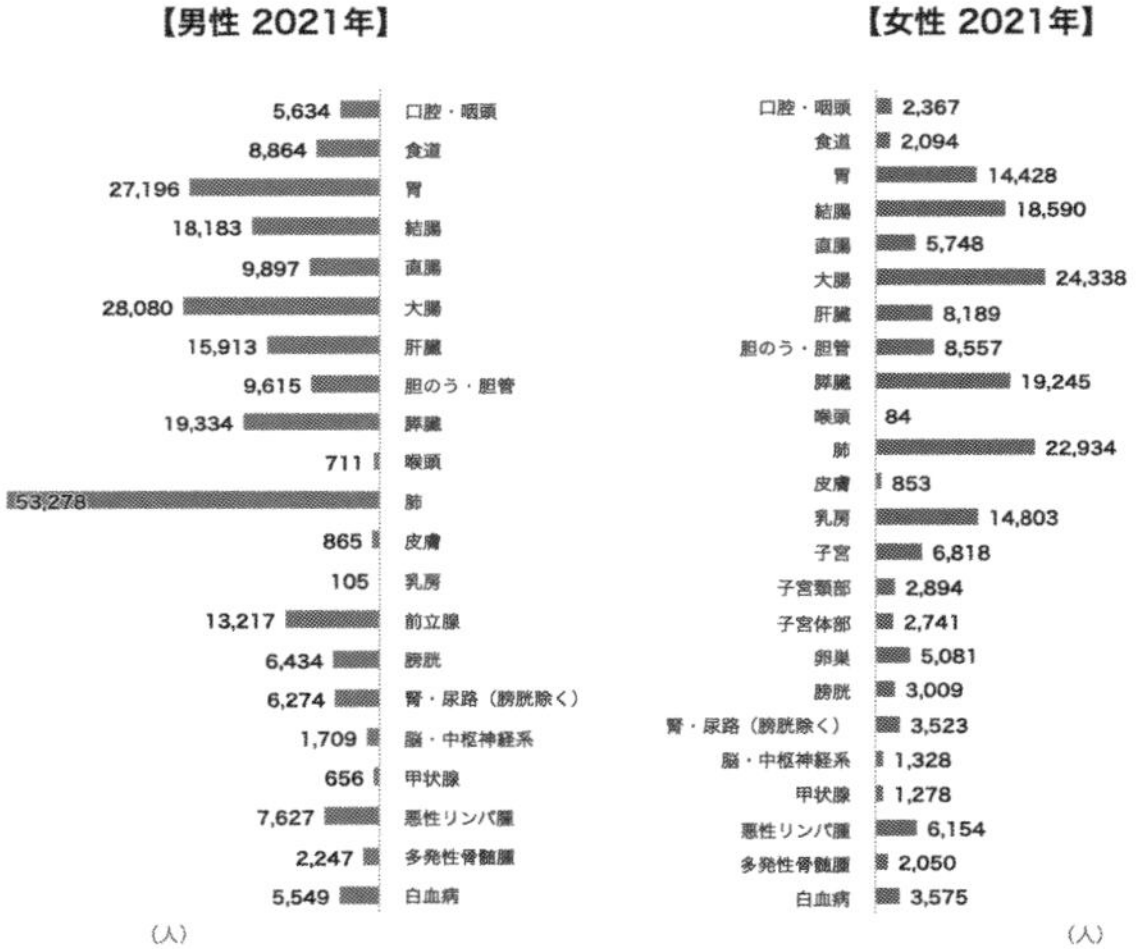

国立がん研究センターがん情報サービス「がん統計」（厚生労働省人口動態統計）

ステージ0　がんが大腸粘膜内に留まっている。約94％
ステージ1　がんが筋層に留まっている。約92％
ステージ2　がんが筋層を超えて浸潤している。約85％
ステージ3　がんのリンパ節への転移がある。約77～60％
ステージ4　がんの他の臓器への転移がある。約18％

「大腸がんの場合、粘膜及び粘膜下層に留まるものが早期がん、筋層以深に浸潤したものが進行がんと分類されます。『リンパ節』とは、全身の組織から集まるリンパ液が流れるリンパ管の途中にある、免疫器官の関所と言われる場所。ここにがんが転移すると、がん細胞がリンパ管を通じて他の臓器にも転移します。**ステージ４になると、手術ができなくなるケースも**でてきます」（松田教授）

進行の度合いで生存率はかなり変わる。早い発見が重要であることがわかるだろう。「国による大腸がんの予防対策も作成されていて、『一次予防』から『三次予防』まであり、全国の医療機関などで指導も行われています」と松田教授は続ける。

大腸がんの**「一次予防」とは生活習慣の見直し**で、禁煙、節酒、運動を推奨。飲酒は、１日の純アルコール摂取量は約20ｇが適度という目安が出ている（ビール５００㎖、日本酒１８０㎖、ワイン２００㎖程度）。**「二次予防」はがん検診による早期発見と早期治療**。そして「三次予防」は外科手術後の抗がん剤治療などによるがんの再発予防。罹患《りかん》していない人にとっては「一次」と「二次」が予防策になる。

「大腸がんには、胃がんにおけるピロリ菌のような強力な原因は見つかっていないので、**検診が何よりも大切**です。無症状のうちに早期発見して治療につなげられるよう、１９９２年から住民検診（がん検診）として、便潜血検査を40歳以上の国民全員が受けられる体制になっています」（松田教授）

自覚症状がないと検診を受けない日本人

松田教授に大腸がんの検診受診率を尋ねたところ「国の目標は50％ですが、**国民健康保険被保険者の受診率は14％**（２０１５年　地域保健・健康増進事業報告）に留まります」という、信じられないほどの低さであった。さらに驚くことに、大腸がん検診である便潜血検査で陽性となるのは受診者の約６％だが、そのうちの**３割程度が精密検査を放置**している実情があるという。

「便潜血検査は、大腸からの出血が便に混じっているかどうかを調べます。原因ががんとは限りませんが、詳しく調べる必要があるわけです。陽性者には要精密検査の案内が届きます。ここで腸内を詳しく観察できる大腸内視鏡検査を行うことが多いのですが、一定の割合で精密検査に行かない人がいる。精密検査の内視鏡検査で大腸がんが発見されるのは便潜血陽性者の3〜5％くらいで、しかもその60％が早期がんなので、しっかりと検査を受けていれば治る可能性は十分にあります。一方、**検診をせずに血便や腹痛などの症状が出てから病院を受診した場合は、80％が進行がん**だったというデータもあります」（松田教授）

松田教授は精密検査に行かない理由の統計も教えてくれた。

「1位は男女ともに『**自覚症状がないから**』。その段階なら早期がんの可能性が高く、治療でほぼ治るとされているのですが。2位は『いつでも医療機関で治療を受けられるから』、他に『費用がかかる』『時間がない』『内視鏡は痛くて辛そう』『恥ずかしい』などですね。内視鏡検査で腸内にポリープが見つかった場合は、同時に切除もできます。**ポリープががん化するのを防ぐことにもなる**のですが、これが現実です」（松田教授）

「50代で1度は内視鏡検査」が大腸がんの芽をつむ

松田教授は「もっと啓発が必要」と医師として責任を感じていたが、僕は**最初の検診を便潜血検査ではなく、内視鏡検査にすれば解決する話ではないか**と思う。今の内視鏡なら腸内の状態も鮮明に見られるし、ポリープも切除できるし、いいことずくめだ。実際、自費診療でそうしている医療機関も多いし、僕もそうしている。

「検査方法について、学会など関係各所で議論はされています。『有効性評価に基づく大腸がん検診ガイドライン』の改訂作業が、がんセンターを中心に行われているところですが、便潜血検査の『A評価＝実施を勧める』に対して、大腸内視鏡検査は『C評価＝実施しないことを推奨』となっているのが現状です。比較試験の結果をもとに今後は変わる可能性もありますが」（松田教授）

内視鏡検査のエビデンスデータが十分ではないから、まだメインで推奨するわけにはいかないということなのだろうか。データが揃うまで、何年待つというのか。その間にも精密検査を先延ばしにして病状を悪化させ、亡くなる人がいるのに。複数の医師から**「50代で1度、内視鏡検査をして、見つかったポリープも取ってしまえば、大腸がんで命を落とすことはなくなる」**と聞いたこともある。

「私も大腸内視鏡検査はそれくらいパワーのある検査だと思っています。大腸がんの予防、早期発見を進めるために、どうするのが良いのか。大腸内視鏡検査を国民全員に受け入れてもらえるか、自治体と医療者側の人員や受け入れ体制なども含めて課題はたくさんありますが、一つひとつ整理して、より良い検診方法にしていく必要があると考えています」（松田教授）

大腸がん検診の受診率が４倍に伸びた韓国

健康や病気予防の意識が高まっている人は確実に増えている。問題は、なかなか受診しない人たち。彼らに受診してもらうためにはどうしたらいいのか。メンタリティとか行動様式とかを研究して、それを見つけないと問題の解決につながらない。

松田教授は海外の例を話してくれた。

「バラク・オバマ前大統領による医療改革『オバマケア』から始まったと記憶していますが、アメリカでは低所得者層でも内視鏡検査を1回受けられるチャンスを与えました。アメリカは検診費用も高額で、**内視鏡検査だと最低でも10万円以上はかかります**。それが無料で受けられるため、非常に大きな反響があったと思われます。韓国では2004年から便潜血検査を開始していて、陽性になった人の内視鏡検査を無料にしたことで**受診率が7・3%（2004年）から30・5%（2017年）に上がった**そうです。さらに、住民登録番号と個々の検診の有無などが紐づけられているので、精密検査をしていない人を行政が拾い上げやすくなっています。この点は日本ではできていないことなので、非常に歯がゆく思っています。

日本、アメリカ、韓国の大腸がんの死亡率の変化を調べたデータを見ると、3ヵ国とも下がってはいるのですが、**アメリカ、韓国に比べて日本の下がり方は緩やか**

で、現状は下げ止まっている状況です」（松田教授）

日本の場合は国民皆保険制度があり、それほど高い費用もかからず常に内視鏡検査を受けられる。だから「内視鏡検査が無料」というチャンスがあってもメリットを感じにくいだろう。だったら、大腸がん検診を受けたらどこかのポイントがもらえるとか「得した気になる何か」を与えれば、行動のきっかけになるかもしれない。

ＩＣＴ（情報通信技術）で変えられることもあるかもしれない。いつ、どこで検査を受けることが可能なのか、ポリープがあったら当日切除できるのか、など知りたい情報がインターネット上に開示されていて、検査予約もオンラインでできるとか。**検診のための時間を作りやすくするための体制や整備も必要**だろう。

大腸がんで死ぬのはもったいない！

精密検査に行かない理由の「内視鏡は痛くて辛そう」「恥ずかしい」というイメージを減らそうという試みは進んでいる。**麻酔や鎮痛剤を使った、痛みや緊張感の**

ない検査は広がっていて、僕が受けている検査も〝寝ている間に終わる〟ものだ。検査着もパジャマのズボンタイプが増えていて、お尻の部分だけに開口部があることを、松田教授は自らの内視鏡体験動画で示してくれている。すでに**「お尻が出るので恥ずかしい」というのは過去の話**だろう。そして、大腸がんの内視鏡検査では下剤を使うので、**「便秘がなくなった」とか「すっきりした」**という感想もけっこう聞く。これも内視鏡検査のハードルを下げる情報になるのではないだろうか。

　ちなみに、僕の祖父は大腸がんで亡くなっている。認知機能の衰えもなくすごく健康で、95歳で車を運転できるほど元気だったにもかかわらず、だ。便潜血検査で陽性がずっと出ていて精密検査の案内が来ているのに、「便が出にくくなったからかな」とか言いつつほったらかしにしていて、**ようやく検査をした時には大腸がんはステージ4で、肺にも転移していた。**僕は一緒に住んでいなかったからどうしようもなかった。大腸がんの手術はうまくいったけど、最終的には転移した肺が悪化して亡くなった。苦しかったと思う。そして「なんで死ぬの」と怒りすら覚えた。もう、アホだなと。僕は、こういうことを変えていきたい。

「**大腸がんは救える疾患**です。私も大腸がんを取り巻く現状にもどかしさを感じています。**早期発見できれば、内視鏡による限られた部位の切除などで済む**場合があるので、患者さんはもちろん、医師や医療スタッフの負担も減ります。そのぶん難治性のがんの治療や研究の人員を増やすこともできる。がん検診の啓発の強化を含めて、変えていきたいと考えています」と松田教授もおっしゃっていた。

僕は**検診に行かずに放置する人を、なんとか引っ張り出したい。**一人でも多く、大腸がんで無駄死にしないために。

堀江の見解

検診を放置する人のメンタリティや行動様式を研究して引っ張り出す。

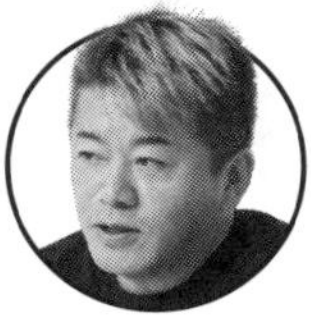

肺

こんな考えを持っていないか？

- ✔ 肺炎は薬で治る
- ✔ 高齢者にはリスクだけど40〜50代は関係ない
- ✔ 65歳以上だけど健康だからワクチン未接種

話を伺った研究者

山《やま》本《もと》和《かず》子《こ》

1975年生まれ。琉球大学大学院医学研究科感染症・呼吸器・消化器内科学講座 教授。博士（医学）。1999年佐賀医科大学医学部卒業。国立国際医療センター（現：国立国際医療研究センター病院）、ボストン大学留学、長崎大学病院呼吸器内科で肺炎と免疫の研究・臨床治療に従事。2022年より現職。

肺炎が重症化すると
死はもちろん
一生、肺の機能が
回復しないこともある。

肺炎のワクチン接種率が低い日本。

「肺炎」は、新型コロナウイルス感染症の症状として耳にすることが増えたが、**発症の原因や後遺症、そして重症化を防ぐワクチンがあることなどは意外に知られていない。**詳しい話を肺炎球菌と免疫の研究で知られる、琉球大学の山本和子教授に尋ねた。

多くの人が抱く肺炎のイメージは軽い

まず、肺の場所と役割を確認しておこう。肺は呼吸を行う器官なので「呼吸器」に分類され、鼻、咽頭（のど）、喉頭（気管の入り口）、気管、気管支、そして肺が含まれる。気管支から左右につながっている一対が「肺」だ。

肺には袋状の肺胞が数億個あり、肺の解剖図などを見るとブドウの房のように描かれている。その一つひとつで空気中から酸素を取り込み、体内で作られた二酸化炭素を排出するガス交換を行っている。取り込んだ酸素は血管を通じて全身に届けられる。

「この**肺の中に炎症が起きている状態が『肺炎』**です。炎症が起きると肺胞の壁である上皮細胞が腫れて膨張したり、気体（ガス）が入っていた肺胞腔の中に、タンパク質や白血球、浸出液（滲み出る液体）が入り込むため、酸素を取り込むスペースが減っていきます。ＣＴ画像で白く見える部分が炎症を示しています」（山本教授）

山本教授によると、コロナ禍の前に９４００人に対して肺炎のイメージを尋ねたアンケートがあるそうだ。その結果は59％が「抗菌薬で治る」、14％が「安静にしていれば治る」で、「死につながる怖い病気」と回答した人は27％。**7割超の人が、**

肺炎は薬を服用して安静にしていれば治る病気と捉えていたことがわかる。「重症の肺炎を引き起こすコロナ感染を知った今、アンケートをしたら回答はきっと違うでしょうね」と山本教授は言う。

一生、肺の機能が回復しない!?

肺炎が悪化すると肺胞の中に体液が集まってくる。酸素の取り込みは肺でしかできないから、その**体液によって肺胞に気体が入るスペースが減れば命に関わる**わけだ。症状の重さによって提供される医療は変わるが、肺炎の重症の基準は国によって違う。

「たとえばコロナ肺炎では、ＩＣＵ（集中治療室）に入院する人、あるいは人工呼吸器をつけないと呼吸ができない状態が重症、とされるのが日本の定義です。欧米では日本の定義よりも早い段階の、酸素投与が必要な状況、すなわち、身体のいろいろな場所で酸素が足りない状態が重症とされます」（山本教授）

肺炎にかかっている肺の様子

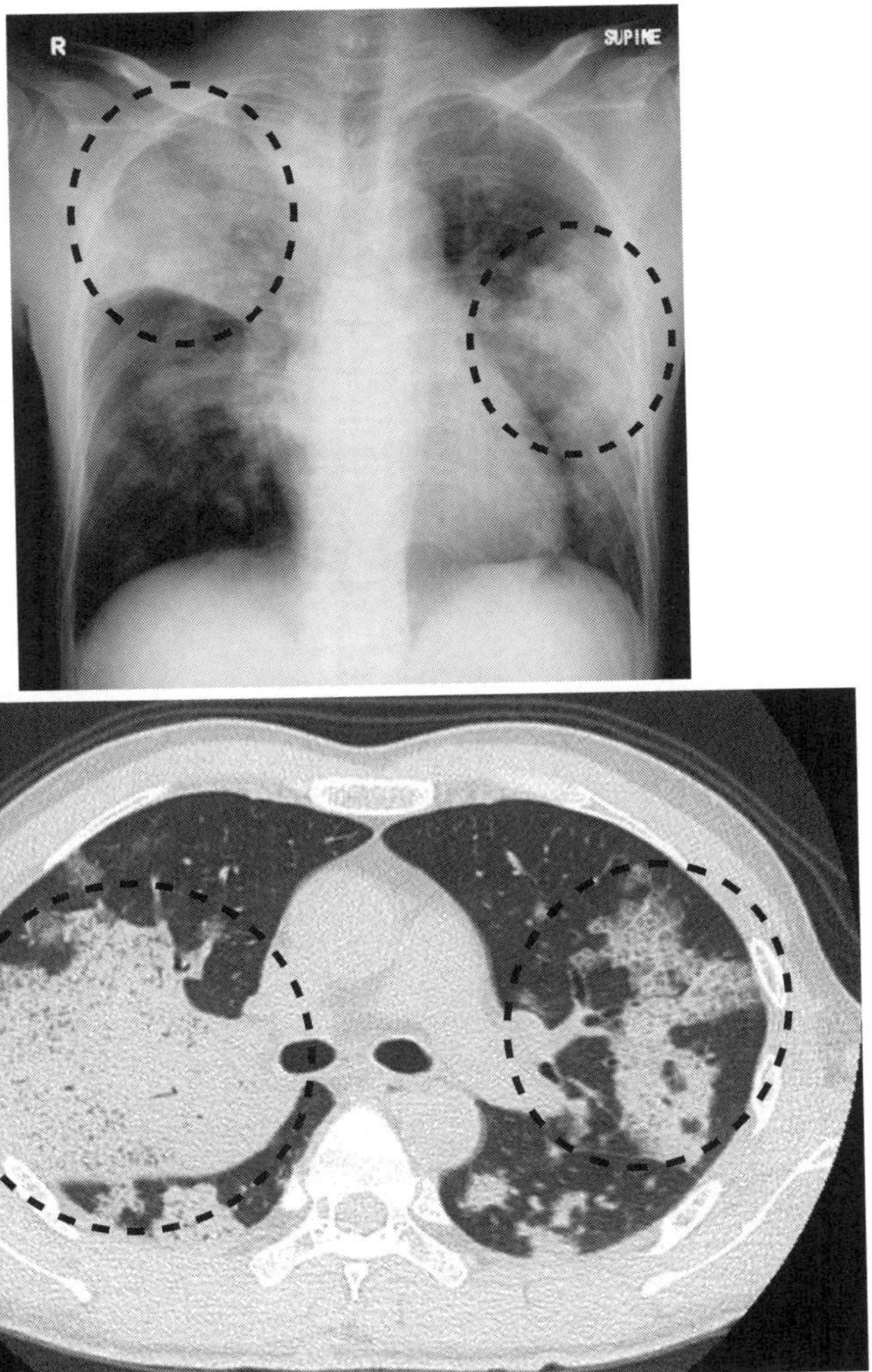

山本和子　CASE01　肺炎球菌肺炎［〈琉球大学発〉時間経過でみる感染症（1）］日本医事新報より

酸素が足りていないかどうかを調べるには、コロナ禍で皆が知るようになった、指先につけるパルスオキシメーターを使う。これで酸素飽和濃度を測定して適した治療を行う。ちなみに、爪にマニキュアを塗っていると測定できない理由は、爪の後ろ側の毛細血管を感知して、その中の酸素濃度を測定するから。日本人が開発した測定機器だ。

「酸素飽和濃度が94％を下回ると酸素が不足している、酸素投与が必要という目安になります。また、炎症によって肺胞の上皮細胞が壊れることもあります。軽度で治療がうまくいけば炎症が消えるに従い元に戻りますが、それまで6ヵ月ほどかかる例もありますし、**一定レベルを超えると治らず、肺の機能が低下したまま**になることは知らない方が多いですね」（山本教授）

肺炎が重症化するリスクはやはり高齢者の方が高いが、40〜50代も、20〜30代に比べるとそのリスクは格段に上がる。コロナ感染の肺炎の例では、**30代を1とする**

と、**50代の重症化・死亡率はその10倍になる。**また、**肺炎にかかると、認知症のリスクが2倍以上**になるそうだ。

肺炎だけでは収まらない可能性もある。**血液の中にも菌が入って菌血症になったり、脳の脊髄膜、髄液に入って髄膜炎を併発**してしまったりすると、**肺炎が治っても後遺症が現れやすい。**肺炎は**一般的なイメージよりも、ずっと危険な感染症**なのだ。何度も言うが、肺炎は命に関わる。重症化する前に医療機関にかかることが望ましい。

肺炎の原因は子供から感染する肺炎球菌

そもそも、なぜ肺炎になるのか？　その原因は、さまざまな菌・ウイルスによるもので、**最も多いのが肺炎球菌。**全体の20～30％ほどを占める。

この肺炎球菌はダンベル形をした双球菌《そうきゅうきん》で、非常に厚い莢膜《きょうまく》という殻で覆われているのが特徴。そして、山本教授に聞いた感染ルートは意外なものだった。

「肺炎球菌は人間の鼻の奥、鼻腔に定着していて、特に**小児の保菌率が高い**んです。そこから周囲の成人に伝播《でんぱ》します。身体が弱っていたり免疫力が低下している人ですと、鼻腔についた肺炎球菌が肺に入り込むことで感染し、肺炎を発症します」

（山本教授）

　感染し、**炎症に至るかどうかの一番大きなファクターは年齢**。ほかに糖尿病、肥満、慢性肺疾患、心疾患、腎疾患などの疾患を抱えている人は重症化しやすい。とはいえ、山本教授は「そういうファクターがなければ安心かというと、そんなことはありません」と言う。

「大きいのは免疫の影響です。**肺炎は免疫力が低下していると発症につながりやすい**ので、常に全身を注意して見ていただきたい。たとえば、皮膚に赤いブツブツが出る帯状疱疹などは、自分の免疫機能が弱っているサインと言えます」（山本教授）

身体の警告に気づいて注意をすることも、肺炎の大きな予防になるのだ。

欧米では7割の人が肺炎球菌ワクチンを打っている

肺炎には、発症と重症化を減らす肺炎球菌ワクチンがあって、僕はすでに接種している。そう山本教授に伝えると、「肺炎球菌ワクチンは菌の『型』を標的にしていますが、型は１００種類ほどあって、そのすべてをワクチンでカバーすることはまだできていません。現在、主に**成人に接種されるワクチンは2種類**で、23個の型に効果がある『23価』ワクチンと、13個の型に効果がある『13価』のワクチン。**13価のワクチンは免疫を強化する作用が強い**のが特徴です」と教えてくれた。

僕が接種したのは23価のワクチンだったが、本来なら23価と13価、どちらを選ぶのが良かったのだろうか？

「堀江さんは基礎疾患がある方ではないですし、年齢もお若いので特別に接種を勧める対象ではありませんが、最初に接種される場合は、免疫自体を強くする働きがある13価をお勧めします。堀江さんが接種した23価は、高齢者の定期接種にも広く使われているものです」（山本教授）

……ということは、13価を打っていない僕は今後どうすればいいのだろう。

「ワクチンの効力が弱まる5年後に継続して23価を打つか、１年以上空けて13価を接種、ということでいいと思います。今すぐ急いで13価のワクチンを打つ必要はないでしょう」という回答を得てホッとした。

山本教授が、ワクチンの効果に関するデータについても教えてくれた。

「日本の施設に入所している高齢者５００人に対し23価ワクチンを接種後、肺炎球菌による肺炎の発症率は63％減。死亡率は44％減です。**接種してから5年後の安全性も確認**されています」とのことだが、問題は接種率だ。

「２０１４年に接種がスタートして以来、接種される方は増えてはいますが、２０２３年に発表された日本国内のある都市における**２０２１年の接種率は、65歳以上で40%、70代以上は20%ほど。**欧米ではイギリス、アメリカ、カナダが70%近い接種率なので、日本はまだまだ低いのが現状です」（山本教授）

やはり肺炎に関しても、日本の予防意識は低い。

特にワクチンを接種する方が良いのは、65歳以上の人と、〝肺炎を発症しやすいファクターの人〟。心臓、肺、腎臓などに慢性疾患がある人、糖尿病、肥満、がんやＨＩＶの投薬治療中の患者などだ。肺炎の発症を防ぐワクチンがあることは、ぜひ皆に知ってほしい。

なぜ、3000円程度のワクチン接種が広がらない？

肺炎球菌ワクチンの接種には公費の助成がある。23価ワクチンの自己負担額は自治体によって違うが、山本教授によると平均で3000円程度。**65歳以上で、5歳刻みの年齢で助成**が受けられる（2024年2月時点）。13価ワクチンに対しては助成がなく、自費で1万1000円程度だという。

僕が疑問に感じたのは、費用の助成を受けられるのが〝5歳刻みの年齢〟ということ。だから66歳で「接種しよう！」と思っても助成は受けられず、自費になってしまうのだ。これは、まったく意味がわからない！

山本教授は「予算の問題かもしれません。日本は高齢者が多いので、全年齢の助成はできない、ということなのかも」と推察していたが、絶対におかしい。ワクチンを接種したら、**肺炎の発症も重症化も減らせる**データが出ているし、**肺炎治療に**

関わる医療費が下がることもわかっている。だったらワクチンの接種率を上げればいいだけの話ではないのか？

繰り返しになるが、肺炎は重症化すると死に至ることもある病。しかし、その発症を防ぐワクチンはある。だったら、特別な理由なしに肺炎球菌ワクチンを接種しない人は保険料率を上げるといったペナルティを科すとか、逆に何かインセンティブを与えるとか、**政府がもっと真剣に考え、決断してやるべき**だと心から思う。

堀江の見解

**僕はもう打っているけど
国を挙げて
ワクチン接種率を上げるべき。**

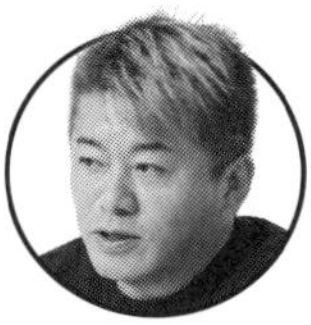

喉

こんな考えを持っていないか?

- ✔ 嚥下障害は高齢者の問題だ
- ✔ 時々むせるが影響はさほどない
- ✔ 喉の老化と運動は関係ない

話を伺った研究者

戸《と》原《はら》玄《はるか》

1972年生まれ。東京医科歯科大学大学院医歯学総合研究科医歯学専攻老化制御学講座摂食嚥下リハビリテーション学分野 教授。博士(歯学)。1997年に同大学歯学部卒業、ジョンズホプキンス大学医学部リハビリテーション医学講座などを経て現職。「摂食嚥下関連医療資源マップ」を公開するなど、摂食嚥下障害に関する情報を積極的に発信する。

嚥下障害が進行すると
社会生活にも影響大。
全身の筋力を保つことが
将来の予防につながる。

在宅ワークも影響!? 意外と知らない嚥下障害。

食べ物を飲み込み、食道から胃へ送り込む一連の動作を「嚥下」と言う。その語源は、燕のヒナが大きく口を開けて親からエサを貰い、ごくんと飲み下す様子から来ていると言われている。

そして**「嚥下障害」とは、飲み込む過程でむせたり、食べ物が喉に詰まってしまったりする状態**になること。つまり、スムーズに飲み込むのが困難な状態を指す。原因は老化による機能低下なので誰にでも起こりうるが、**口腔内の細菌が食べ物や唾液と一緒に気道に入り込むことで、誤嚥性肺炎を発症**することがある。

厚生労働省の統計によると、**誤嚥性肺炎は2022年の日本人の死因の6位**になっている。悪化すれば深刻な状況につながる嚥下障害だが、自分で行える予防法やトレーニング、生活習慣の見直しで機能の回復ができるそうだ。嚥下障害の臨床研究を行っている、東京医科歯科大学の戸原玄教授の話をぜひ聞いてほしい。

嚥下障害は親子二代にわたる老化

「嚥下障害は、**食物を口から食べられてはいるけれど〝危ない〟状態**、ということです。食べることが困難なので、食事の準備や介助など周囲の人からのサポートが必要ですし、食べる量が減ってくるため低栄養状態になりやすく、〝患者〟としての生活が長く続くことにもなります。**時々むせることが増えてくるのは40〜50代から**。その**親世代になると、嚥下障害の症状が進んで、介助やリハビリ食を利用する〝患者〟となっている**例は珍しくありません」（戸原教授）

個人的な話をしてしまうが、50代の僕は、けっこう飲み物でむせることが多い。

喉が弱いからなのか、昔からむせやすかったけれど、僕の嚥下機能は大丈夫なのだろうか？　そう戸原教授に聞くと、「年齢を考えると、喉が敏感なのかもしれません。食物が入ってはいけない気管の反応が速いということなので、誤嚥はしにくいとも言えますし、良いことかもしれません」という回答だった。僕の場合は嚥下機能の低下ではなく、誤嚥をしないための反応と聞くと安心するが、気管に入りかかっていることは事実なので、むせることはやはり防ぎたい。

早期は開口トレーニングで機能の回復を図る

時々むせるという人は、すぐにでも嚥下機能の回復・維持のためのトレーニングを取り入れるといいだろう。実際、戸原教授が患者にも勧めているのが、口を大きく開ける開口トレーニング。

「口を開けるのと飲み込むのは、同じ筋肉を使っているので嚥下の改善に効果があります。**口を最大に開けて10秒キープするのを、1日に2〜3回**行ってください。

患者さんたちの感想になりますが、２週間ほど続けると、むせが減ってきたと実感するようです」（戸原教授）

嚥下障害の予防や症状改善に効果があるという臨床データもあるし、簡単で時間もかからない方法だ。

飲み込む機能に加えて、**噛む機能も重要**。食物を噛み切れないと、喉に詰まりやすくなるからだ。使うのは顎のエラ部分にある咬筋だが、歯を失って数が減ると、この咬筋も減って弱くなることがわかっている。噛むトレーニングが必要になる目安は、「入れ歯をつけても噛みにくい、噛む力が足りないと感じた段階。歯科や口腔外科で**柔らかいマウスピースを作って装着し、10秒間噛み締めることを5回**繰り返すことで、徐々に咬筋が増え、噛む力の改善が見られる」と戸原教授は言う。

普段の食事でも、柔らかいもの、液状のものばかりだと筋肉を使わずに摂取できてしまうので、**多少は噛まなければいけないものも摂る方が良い**そうだ。開口トレーニングと噛むトレーニング、この2つは嚥下障害予防のために、60代以上の親世代にも勧めたい内容だ。

嚥下と筋力の関係

さらに、嚥下には姿勢も影響している。口を開けて噛む筋肉だけでなく、全身の筋肉の重要性は加齢とともに増していく。

「女性の高齢者で骨粗しょう症の方に多いのですが、腰が曲がると、顎を前に突き出すようになります。すると首が伸びるのでむせやすくなります。また、腰を曲げると上半身がギュッと圧迫され、内臓も圧迫されるために胃液や食べたものが逆流しやすくなるんです。高齢者でなくても、姿勢が悪いと影響は出てきます。猫背だと嚥下がしにくいし、呼吸も浅くなりやすい」（戸原教授）

姿勢を保つには筋力が必要だ。背筋を伸ばして姿勢よく食べることは、見た目やマナーの問題と考えがちだが、嚥下機能の維持にもつながる。**筋力の低下で背中や腰が曲がると嚥下機能も低下する**、という悪循環になることを知っておこう。

男性は嚥下機能低下に要注意

70代以降は嚥下障害から誤嚥性肺炎を起こすリスクが高まってくる。食べる機能の維持は栄養摂取に関わることなので、むせることが増えてくる40～50代になったら、自分の嚥下機能に異変がないか、注意する方がいいだろう。

「40～50代の方々にとって、嚥下機能の低下はまだ先の話ですが、知識は持っていていただく方がいいです。食べるとむせる、飲み込む時につかえる、食べにくい、喋りにくい、などは自分でもわかりますよね。筋肉の老化は50～60代から始まると言われていますし、筋肉を作る働きをする男性ホルモンの分泌も減少します。**男性は痩せるだけで、嚥下機能が低下しやすい**んです。喉仏が下がり、顎の筋肉が垂れ下がってくることで、むせることも多くなるはず。在宅ワークやネットショッピングなどが広まり、外出しなくても済むことが増えましたが、**運動を習慣にして筋肉を増やし、体幹の維持を心がけてほしい。**趣味などの楽しみを持って、活動的な生活を送るのがいいと思います」（戸原教授）

僕がお勧めするのはゴルフ。そこまで運動量が激しくないし、楽しみながら筋肉を使えるからだ。

個人差はあるが、加齢による筋肉量の減少で身体機能が低下するサルコペニアは65歳以上が要注意だ。戸原教授によると、サルコペニアで体幹が不安定になり、椅子に座れなかった人が、トレーニングで**筋肉量を増やしたら再び座れるようになり、嚥下機能まで回復**した例があるそうだ。

「筋力維持のためにも長時間横になる生活は良くありません。**6時間以上立っていると骨格筋を維持しやすい**ので、立ち上がって移動したり人に会ったり、どこかへ出かけるのもいい。それを〝辛いトレーニング〟ではなく、楽しんでできたらいい

ですね」（戸原教授）

嚥下障害は社会との関わりに影響する

「**嚥下のしにくさは、誰にでも起こる普通の老化**です。とはいえ、全身の筋肉の低下と関連しますから、食べにくい、喋りにくいという口周りの不便さが、歩きにくい、外出したくないなど、身体的・心理的なさまざまなことにつながりやすく、生活や健康、人間関係にも影響します」と戸原教授が言うように、**嚥下障害が進行すると、行動のしにくさやおっくうに感じることが増えていく**ことは想像できる。その人の**社会性にも関係する**だろう。

「社会的地位が高い人と低い人では寿命に8年くらいの差があった」という統計を聞いたことがあるが、65歳以上で社会的地位が高いというと、大企業の社長というよりは、町内会長とかマンションの管理組合長とか、そんな感じの地位が多いのではないだろうか。そういう人たちは、人と人との間に立って調整したり、面倒くさい人の相手をしたり、新しい作業を覚えたりというさまざまな行動で、脳も筋肉も刺激を受け鍛えられている。それが寿命の延びにつながるのだろうし、嚥下機能の維持とも関係しているように思う。そう伝えると、戸原教授も賛同してくれた。

「人前に出るなら見た目も気になりますしね。髪がボサボサでもいけないし、くたびれた部屋着でもダメ。ニオイも気になるし、歯磨きもしなくちゃいけない。背筋も伸ばそうとするだろうし、歩き方も家の中にいる時とは変わるでしょう。**人前に出る機会があるというのが、そもそも大事**なんだと思います」（戸原教授）

ただ、東京は高齢者も含めて一人暮らし世帯が多い。**人との関わりが少ない環境は、嚥下機能が低下しやすい**とも言えるだろう。

要注意！　難病の〝サイン〟の場合も

嚥下障害のまとめとしては、このように言える。「40～50代で時々むせる程度ならそれほど深刻ではないし、トレーニングをすればむせも改善され、誤嚥性肺炎のような生命に直結する事態にはならない」

しかし戸原教授は「**運動しているのに嚥下のしにくさがどんどん悪化するようなら、他の病気が潜んでいる可能性**があります」と警告する。

それは神経系の疾患、たとえば**パーキンソン病やＡＬＳ（筋萎縮性側索硬化症）**などだ。

「食べ物が噛めないから歯が悪いんじゃないかと歯科を受診したらＡＬＳだった、という例も実際にあります。ＡＬＳは、身体を動かすのに必要な筋肉が徐々に痩せていき、力が入らなくなる病気です」（戸原教授）

見逃したくないのは、「先週と比べて急に悪化した」とか、「開口トレーニングを続けても改善されず悪化した」という状態。戸原教授は「放置せずに病院で受診すべき。まずは嚥下障害か他の病気なのかを診断する必要がありますから、嚥下障害

摂食嚥下関連医療資源マップ

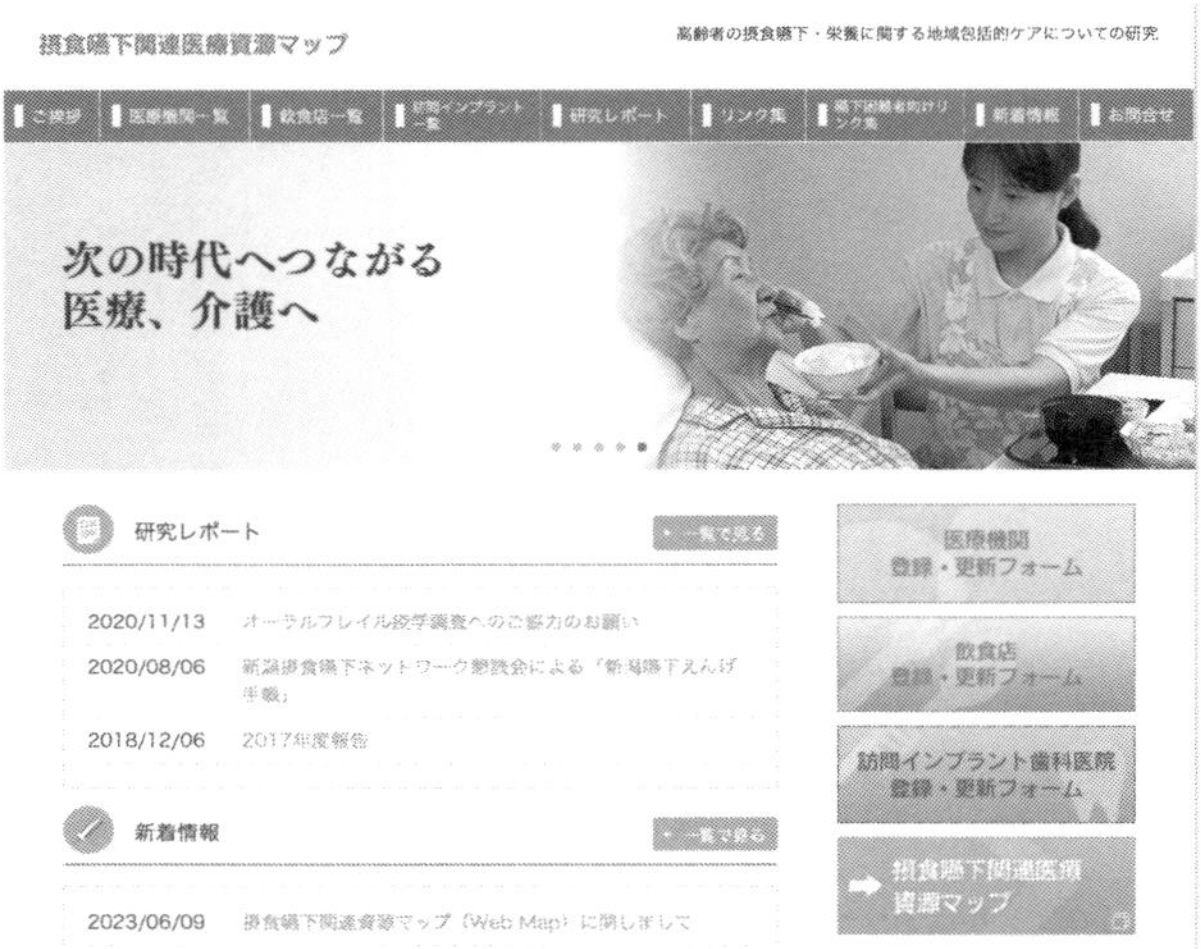

https://www.swallowing.link/

を診ている病院かどうかを調べてください」と言う。嚥下障害はまだ受診科目となっていないので、**治療を行っているのは一部の歯科や口腔外科、大学病院**などに限られる。また、ＡＬＳかどうかの診断は専門医療機関の受診が必要だ。

「物が食べにくい」「嚥下障害かも」と感じても、相談先や受診可能な医療機関を見つけにくいという現状に対応できるよう、戸原教授は**「摂食嚥下関連医療資源マップ」**を作成している。受診可能な全国の医療機関のほか、嚥下障害でも食べやすい食事を提供する飲食店、嚥下関連の団体、企業、医学会など豊富な情報が得られるし、メールでの問い合わせも可能なので、ぜひ活用してほしい。

「むせる」「飲み込みにくい」という些細な変化が誤嚥性肺炎につながったり、パーキンソン病やＡＬＳといった重大な病の前兆になったりすることもある。高齢者の話だと油断せず、嚥下機能に対する知識や情報を得ておくことをお勧めする。

堀江の見解

嚥下機能の低下は
〝単なる老化〟では済まない。
予防策を把握しておこう。

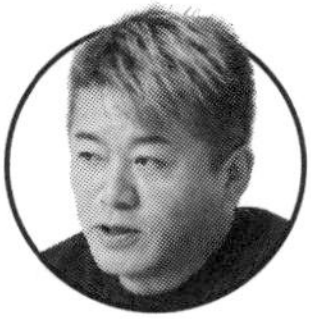

column

人工冬眠

話を伺った研究者

櫻《さくら》井《い》武《たけし》

1964年生まれ。筑波大学医学医療系 教授。筑波大学国際統合睡眠医科学研究機構副機構長。博士(医学)。1998年に覚醒を制御するペプチド「オレキシン」を発見、2020

近未来の医療を変える「人工冬眠」の話。

「人工冬眠」の話は衝撃が大きかった。教えてくれたのは、睡眠と覚醒のメカニズムを20年以上研究している筑波大学の櫻井武教授。**「冬眠」の状態とは「活動停止状態」**。たとえば、リスなど冬眠をする動物の体温は、冬眠時には10℃以下になる。すると**代謝は通常時の数十分の1に**なる。**必要な酸素や栄養も数十分の1程度で済むし、排泄もなくなる。**しかも**身体の組織障害は起こらず、運動ができないのに筋萎縮もあまり起こらない。**全身の機能がスローモーションになるイメージだ。

年に冬眠状態を誘導する新しい神経回路「Ｑニューロン」を同定した。睡眠・覚醒機構や摂食行動の制御機構、情動の制御機構の解明を目指し研究を行う。

２０２０年、櫻井教授は、本来は冬眠をしないマウスを用いた実験で、脳の視床下部に存在する**神経細胞群「Ｑニューロン」を興奮させると冬眠状態になる**ことを発表した。つまり、冬眠状態を誘導する神経細胞がわかったのだ。**「人間も人工冬眠ができる時代がくる」**と僕は思った。

櫻井教授が考える人間への応用は、まず**救命のため**。冬眠の低体温状態は低代謝で、全身の組織が生きるために必要な酸素が非常に少なくなるので、**大量出血や心肺機能低下の状態も乗り切れる**。さらに近未来のビジョンとして語ってくれたのが、人工冬眠を誘導できるデバイスや薬剤が、ＡＥＤ（心停止の際に心臓にショックを与える自動体外式除細動器）のように救急施設や病院などあちこちに配置されることだ。

そして、**宇宙旅行には欠かせない技術**でもある。櫻井教授によると、アメリカのＮＡＳＡもＥＳＡ（欧州宇宙機関）も、２０３０年代に火星への有人探査を計画しているため、かなり前から人工冬眠の研究をしている。現在のロケット技術だと火星までの所要日数は往復で700日。必要な燃料の質量と乗員の酸素と食料、そのためのスペースなどを考えると、人工冬眠を使わずに火星に行くのはたぶん無理だと話していた。

とはいえマウスの実験から人間への応用に至るには、高いハードルがある。人工冬眠の技術はまず動物、家畜への応用から。**輸送する際の負担やダメージが軽減**できる。哺乳類以外でも魚での実験はすでに行われていて、代謝が低下した状態で動かなくなるので、**魚の鮮度を保持したまま輸送できる可能性**があるという。

人工冬眠が実現できたら、僕なら、**暇な時にカジュアル冬眠**をする。半年くらい眠って起きて、老化現象の研究の進化はこんな感じかって確認してまた寝る、みたいな。櫻井教授に、その実現の可能性を聞いてみると「健康な人間への応用は、**緊急時の医療技術が確立した後になるが、将来的にはあり得る**」らしい。**実現までの想定は30年以上。**必要な薬剤の製品化だけでも、平均で20年はかかるらしい。

櫻井教授は「創薬の場合は標的とする分子を確定するまでなら日本でも可能と思うが、日本の製薬会社はあまり新薬研究に熱心ではないので、開発は海外になるだろう」と話す。薬剤以外の方法を用いるなら、物理的に脳深部を刺激するやり方、たとえば**脳に刺激装置などのデバイスを入れるやり方**が考えられるそうだ。新しい技術を用いる開発は日本では進めにくいという話はよく聞く。日本は〝5年後〟などと短期間に成果や結果を求める社会。だから、ベンチャー企業や投資会社は〝30年後〟を受け入れられない。一方、海外の製薬会社やベンチャー企業は〝50年先〟を見据えている。

人間のライフスパンで考えると長く感じるかもしれないが、30年って、実はそんなに先じゃない。〝カジュアル冬眠〟ができる身体を維持して、僕は待とうと思う。

おわりに

本書では自分の「資本」である身体に、投資する価値のある最新情報を盛り込んだ。月刊誌「ＧＯＥＴＨＥ」の連載では40〜60代の経営者やビジネスパーソンに向けて発信しているが、アンチエイジングや予防医療の新たな情報は、世代や性別に関係なく、知っておくべきだし更新していくべき。将来に不安を持っているなら、なおさらだ。

まずは、健康診断を受けて自分自身の現状を知る。そして、何か運動をすること。運動は、最もコスパのいいアンチエイジングだ。楽しんで運動をする習慣が、フレイル（心身の虚弱）の予防にもなる。特に地方に住んでいる方はちょっとした距離でも車を使いがちだから、意識して身体を動かしてほしい。そういう積み重ねが、年を重ねるうちに必ず効いてくる。病気も防げるだろうし、何より長く健康でいられれれば、それだけ楽しめることも増えていくだろう。小さなことでもできることから始めれば、身体は変わってくるはずだ。

そして、僕が理事を務める予防医療普及協会でも、医師や研究者へのインタビューの動画配信を行っている。日々更新されていく新しい情報を得るために活用してもらいたい（https://yobolife.jp/）。「ＧＯＥＴＨＥ」での連載は、ウェブサイトでも読むことが可能だ（https://goetheweb.jp/tag/takafumi_horie_bodycare）。

本書の制作にあたり、対談取材に応じ、原稿の確認や最新情報への修正や助言をくださった医師、研究者の方々に深く感謝を申し上げるとともに、研究のさらなる発展を願ってやまない。

令和6年3月　堀江貴文

STAFF

カバー写真
古谷利幸

ブックデザイン
小口翔平＋村上佑佳＋畑中　茜（tobufune）

編集協力
海野由利子

編集
岡村彩加（幻冬舎）

※本書は小社刊「GOETHE」2021年11月号～2024年4月号に掲載された
連載「金を使うならカラダに使え!」を加筆・再構成し、
2024年2月時点での医学的根拠に基づき、予防医療普及協会の監修のもとに制作しています。
登場する医療は現在も検証や臨床試験が続いており、掲載されている情報や制度は
時事により変更となる可能性があります。

※本書に掲載されている内容は、予防医療普及協会及び当協会に所属する専門家によって
一律に推奨されているものではありません。また、ここに書かれていることがすべての個人に
適用されるわけではないため、具体的な治療や薬の服用の可否については、
ご自身の主治医や専門医に相談してください。

著者

堀江貴文

1972年福岡県生まれ。実業家。

SNS media&consulting株式会社ファウンダー。元株式会社ライブドア代表取締役CEO。現在は、ロケットエンジン開発を中心に、スマホアプリ「TERIYAKI」「755」のプロデュースを手掛けるなどさまざまなジャンルで活躍。会員制コミュニケーションサロン「堀江貴文イノベーション大学校(HIU)」のメンバーは2千人を超える。『ゼロ』(ダイヤモンド社)、『本音で生きる』(SB新書)、『多動力』『不老不死の研究』(ともに幻冬舎)、『むだ死にしない技術』(マガジンハウス)ほか著書多数。

監修

予防医療普及協会

2016年9月、堀江貴文や経営者、医師、クリエイター、社会起業家などの有志を中心として発足。予防医療に関する正しい知見を集め、啓発や病気予防のためのアクションをさまざまな企業や団体と連携し、推進している。これまでに胃がんの主な原因である「ピロリ菌」の検査・除菌啓発を目的とした「ピ」プロジェクトや、大腸がん予防のための検査の重要性を伝える「プ」プロジェクトなどを実施。内科医、脳神経外科医、産婦人科医、歯科医など診療科や研究の専門領域を横断した医師団が、活動をサポートしている。

金《かね》を使《つか》うならカラダに使《つか》え。

老化のリスクを圧倒的に下げる
知識・習慣・考え方

2024年3月25日　第1刷発行
2024年8月10日　第4刷発行

著者　堀江貴文
監修者　予防医療普及協会
発行人　見城 徹
編集人　舘野晴彦
編集者　岡村彩加

発行所　株式会社 幻冬舎
〒151-0051 東京都渋谷区千駄ヶ谷4-9-7
電話：03(5411)6211(編集)
03(5411)6222(営業)
公式HP：https://www.gentosha.co.jp/

印刷・製本所　中央精版印刷株式会社

検印廃止

ISBN978-4-344-04250-6　C0095

この本に関するご意見・ご感想は、
下記アンケートフォームからお寄せください。
https://www.gentosha.co.jp/e/